常见病护理与护理管理

● 主编 陈 阳 郭 娜 杨 阳 徐 龙

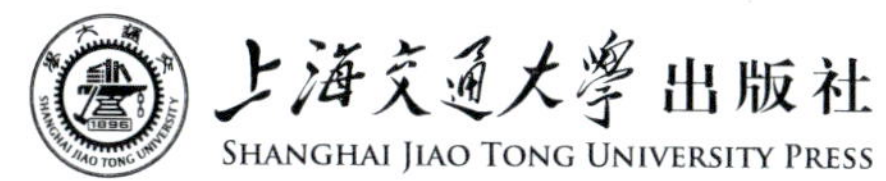

内容提要

本书共分7章，首先对护理管理进行了详细的阐述；然后，重点介绍了呼吸内科护理、消化内科护理、妇科护理、骨科护理、精神科护理；最后，对手术室护理相关内容进行了简要阐述。本书适合各级医院临床护士、医学院校在校学生以及护理管理工作者阅读使用。

图书在版编目（CIP）数据

常见病护理与护理管理 / 陈阳等主编. -- 上海 : 上海交通大学出版社，2024.7. -- ISBN 978-7-313-30966-2

Ⅰ. R47

中国国家版本馆CIP数据核字第20245JC750号

常见病护理与护理管理

CHANGJIANBING HULI YU HULI GUANLI

主　　编：陈　阳　郭　娜　杨　阳　徐　龙

出版发行：上海交通大学出版社

地　　址：上海市番禺路951号

邮政编码：200030

电　　话：021-64071208

印　　制：广东虎彩云印刷有限公司

经　　销：全国新华书店

开　　本：710mm × 1000mm　1/16

印　　张：11.25

字　　数：198千字

插　　页：2

版　　次：2024年7月第1版

印　　次：2024年7月第1次印刷

书　　号：ISBN 978-7-313-30966-2

定　　价：198.00元

编委会 BIANWEIHUI

主　编

陈　阳　郭　娜　杨　阳　徐　龙

副主编

丑　靖　马秀红　尕永娟　王　严

编　委（按姓氏笔画排序）

马秀红（山东省淄博市中西医结合医院）

王　严（山东省聊城市冠县兰沃乡卫生院）

丑　靖（中南大学湘雅三医院）

尕永娟（新疆维吾尔自治区中医医院

新疆医科大学第四附属中医院）

杨　阳（中南大学湘雅三医院）

陈　阳（中南大学湘雅三医院）

侯　晶（中国人民解放军第九六〇医院）

徐　龙（中南大学湘雅三医院）

郭　娜（中南大学湘雅三医院）

前言

护理工作是整个医疗卫生工作的重要组成部分，护理质量不仅直接影响着患者在看病就医过程中的体验和感受，而且关系医疗行业和医院服务的面貌。随着现代化科学技术不断应用于医学和护理之中，医学及护理学已经逐步向细微、快速、精细和高效能发展，传统的护理知识与技术的临床应用已不能适应现代护理学科的发展。熟练掌握护理操作技能，提高自己敏锐的观察力和应急处理能力，练就一手过硬的操作本领，是成为专业护理人员必须具备的素质。为使广大护理人员尽快适应现代医学及护理学的更新与发展，在临床护理过程中切实保障患者安全，我们特组织一批资深的临床护理专家和高水平的护理管理工作者，在参考多本相关专业书籍的基础上，编写了《常见病护理与护理管理》一书，旨在向临床一线的护理人员提供一本具有实用性、指导性和可操作性的临床常见病护理与护理管理指南。

本书在编写的过程中坚持以患者安全为中心，尊重护士认知特点，充分体现理论知识适度、临床操作性强、覆盖面宽、综合要求较高的编写特点。本书共分7章，首先对护理管理进行了详细的阐述；然后，重点介绍了呼吸内科护理、消化内科护理、妇科护理、骨科护理、精神科护理；最后对手术室护理相关内容进行了简要阐述。本书在编写过程中，充分考虑护理思维，以期进一步激发护理人员的临床思考能力，提升护理水平。本书层次分明，重点突出，内容丰富，力求通俗易懂，简洁明了，具有较强的专业性、规范性、先进性、实用性，适合各级医院临床护士、医学院校在校学生以及护理管理工作者阅读使用。

在本书的编写过程中，编者付出了极大的努力，但由于编写经验不足，加之编写时间仓促，疏漏或不足之处恐在所难免，恳请广大读者和同行批评指正，以便改进、提高，使之逐步完善。

《常见病护理与护理管理》编委会

2024 年 2 月

目录

第一章　护理管理 ······ (1)
第一节　整体护理 ······ (1)
第二节　门诊护理管理 ······ (3)
第三节　病区护理管理 ······ (11)
第二章　呼吸内科护理 ······ (13)
第一节　支气管哮喘 ······ (13)
第二节　支气管扩张症 ······ (16)
第三节　肺炎 ······ (21)
第三章　消化内科护理 ······ (25)
第一节　胃炎 ······ (25)
第二节　炎症性肠病 ······ (29)
第三节　胆道蛔虫病 ······ (35)
第四章　妇科护理 ······ (37)
第一节　急性盆腔炎症性疾病 ······ (37)
第二节　异常子宫出血 ······ (39)
第三节　子宫内膜异位症 ······ (41)
第四节　子宫肌瘤 ······ (44)
第五节　子宫脱垂 ······ (45)
第六节　外阴癌 ······ (49)
第七节　宫颈癌 ······ (53)

第五章　骨科护理 …………………………………………………… (57)
第一节　骨科患者常见症状护理 …………………………………… (57)
第二节　骨科常用护理技术 ………………………………………… (68)
第三节　锁骨骨折 …………………………………………………… (78)
第四节　肱骨干骨折 ………………………………………………… (82)
第五节　肱骨髁上骨折 ……………………………………………… (88)
第六节　尺桡骨干骨折 ……………………………………………… (92)
第七节　股骨颈骨折 ………………………………………………… (95)
第八节　股骨干骨折 ………………………………………………… (102)
第九节　髌骨骨折 …………………………………………………… (105)
第十节　胫腓骨骨折 ………………………………………………… (108)
第六章　精神科护理 ………………………………………………… (111)
第一节　神经性厌食 ………………………………………………… (111)
第二节　神经性贪食 ………………………………………………… (114)
第三节　阿尔茨海默病 ……………………………………………… (116)
第四节　血管性痴呆 ………………………………………………… (119)
第五节　多动障碍 …………………………………………………… (123)
第六节　品行障碍 …………………………………………………… (125)
第七节　抽动障碍 …………………………………………………… (126)
第八节　心境障碍 …………………………………………………… (128)
第九节　恐怖性焦虑障碍 …………………………………………… (137)
第七章　手术室护理 ………………………………………………… (139)
第一节　普外科手术的护理 ………………………………………… (139)
第二节　心胸外科手术的护理 ……………………………………… (147)
第三节　神经外科手术的护理 ……………………………………… (154)
第四节　泌尿外科手术的护理 ……………………………………… (162)
第五节　妇产科手术的护理 ………………………………………… (169)
参考文献 ……………………………………………………………… (175)

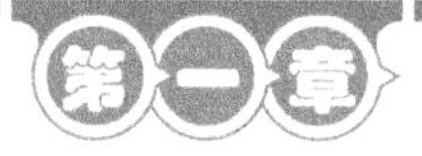

护理管理

第一节　整体护理

一、整体护理的概念

整体护理是以现代护理观为指导，以人的健康为目标，以护理程序为核心，以科学的思维方法为基础，为患者提供包括生理、心理、社会、文化等各方面的整体护理服务及护理教育模式。

护理学是现代科学体系中的一门独立的应用科学，现代护理学囊括了社会科学、自然科学两方面的内容。而以现代护理观为指导的整体护理，正是现代护理学在护理实践中的运用。它已超越了责任制以患者为中心的护理形式，进入了以人的健康为目的的护理全过程。现代护理工作环境也已从医院发展到了家庭、社会。护理不再是一种附属医疗的技术性职业，而是一门独立的和医疗共同为人类健康服务的专业。

二、整体护理的特点

整体护理是以患者为中心，以现代护理观为指导，以护理程序为基础框架，并系统地运用到临床护理和护理管理的行为中去，具有以下特点。

(1)明确现代护理观，以护理哲理作为护理职业所特有的指导思想和行为方针，形成护理专业信念，有利于加强职业道德建设和专业形象的培养。

长期以来，护理是以疾病为中心，把机械地执行医嘱和技术操作作为护理工作的根本目标，难以体现护士的价值与信念。而现代护理观是以服务对象为中心，有自己的护理哲理。“哲理”就是信念，是一个人的思想与行为的价值取向。“护理哲理”就是护理专业的价值观和专业信念，它是由各部门的护理人员共同制订的，它集中了全体护士的意愿，代表了全体护士的共同信念，所以在执行的过程中能充分发挥每个成员的积极性、主动性和创造性，且有利于把职业道德建设和业务技术建设有机地融入临床护理工作的每个环节中去。

（2）以护理程序为核心，以护理理论为指导，以为患者或服务对象解决问题为护理目标，这符合我国经济体制改革的思想，体现了护理工作的真正重点。

系统化整体护理是以患者为中心，以护理程序为核心，使护理工作摆脱了多年来只靠医嘱加常规的被动工作局面。护理程序的运用扩大了护理专业的自主性和独立性，从而调动了护理人员的工作积极性和主动性，不断提高护理质量。逐步改变以疾病为中心，把执行医嘱指定的工作和技术操作作为护士工作的根本目标的状况。确保护士作用的最大限度发挥，保证患者得到最佳的高水平的服务。

（3）以"护理程序、护理诊断"为护理工作理论依据，有利于促进护理理论建设和护理科研。

护理学作为一门独立的学科体系，有其独特的服务范畴、理论体系。护理诊断的形成可促使护士主动地考虑一些疾病治疗问题以外的患者的健康问题，激发临床护理人员的工作积极性，激发学习热情，使护理理论得到进一步的发展和完善，推动护理科研向深度和广度发展。

（4）科学的护理程序、标准的护理计划、规范的教育计划及一系列的规范表格，推动了护理工作规范化、科学化、标准化管理的进程，体现了护理专业在人类健康体系中的重要作用，使护理改革落到实处，而不是停留在一般要求和号召上。

制订标准的护理计划和护理教育计划，使护士在对患者做护理和宣教时，无须花费很多的时间，投入很大的精力去书写，既统一了标准，又节省了时间。另外，规范表格及各种评估表使以护理程序为基础的服务具有连续性、可操作性，更有利于同行间、上下级间的工作评价，同时各种记录还具有一定的法律效力。

（5）考评护士的专业行为有利于护理质量的提高。在以往的护理管理中，护士的考核重视护理人员的技术，而不重视护士自身的专业地位和专业形象，从而导致了护理人员重技术轻基础的错误倾向。系统化整体护理强调从患者身心、社会、文化的需要出发去考虑患者的健康问题。要求护理人员知识面广泛、经验丰富，在工作中不断充实理论知识和操作技术，不断更新护理知识。因此要求护士本人、护士之间及护士长对护理工作进行评价。通过相互间的思想沟通、理论的切磋，帮助护理人员发挥主观能动性，使她们不仅能"自主"地计划工作，自觉约束自己的专业行为，而且不断提高专业知识和技术，养成扎实稳定的工作作风，从而提高护理质量。

(6)有利于护理教育的整体改革。以往护理教育偏重于职业技术教育，缺少对社会、心理、人际沟通等学科的内容护理教育的重点。所以不仅要对护理程序、诊断、系统论这些先进的内容加以介绍，还应充填“整体护理”、现代化思维方式的教学内容。

(7)有利于推动我国护理科研队伍的发展和专家队伍的壮大，为使护理事业在我国真正成为一门独立学科和独立的专业，争取护理工作应有的专业地位做出贡献。

第二节　门诊护理管理

一、门诊护士服务规范

(一)护士仪表

(1)护士仪表端庄文雅，淡妆上岗，给人以亲切、纯洁、文明的形象。

(2)工作衣帽干净、整洁，勤换洗，正确佩戴胸牌(左上方)。

(3)头发保持清洁、整齐，短发前不遮眉，后不过领，长发者需盘起。

(4)保持手部清洁，不留长指甲，不涂指甲油。

(5)穿护理部、门诊部统一发放的白色鞋子和肤色袜子，并保持鞋子、袜子清洁无破损，不穿高跟鞋、响声鞋。

(6)饰物：上班期间除项链、耳钉外，不佩戴其他首饰。

(7)外出期间着便装，不穿工作服进食堂就餐或出入其他公共场所。

(二)文明服务规范

(1)仪表端庄、整洁，符合医院职业要求，挂胸牌上岗。准时到岗，不擅离工作岗位，不聚堆聊天，专心工作。

(2)接待患者态度亲切，服务热心。有问必答，首句普通话，首问负责制，主动服务，语言规范。

(3)预检护士熟悉普通、专科、专家门诊出诊时间，为患者提供正确的预检服务。

(4)巡回护士站立服务,根据就诊患者人数,及时进行引导和疏导服务,并保持两次候诊秩序良好。

(5)对政策照顾对象,按政策要求予以照顾就诊。

(6)对老、弱、残、孕等行动不便的患者提供迎诊服务、搀扶服务和陪诊服务。

(7)各楼层免费提供饮用水和一次性水杯,并实行其他便民服务措施。

(8)发现问题主动联系相关部门,尽可能为患者提供方便,帮助解决问题,不推卸责任,不推诿患者,构建和谐医患关系。

(9)尊重患者的人格与权利,尊重其隐私,保守医密。

(10)注重自我修养,树立为患者服务意识,展现良好的医德、医风和精益求精的职业风范。

(11)以不同形式进行健康教育,如讲座、咨询等。

(12)接待患者和服务对象时,使用礼貌用语,语言坦诚亲切,带有安慰性的讨论。

(三)护士礼貌用语

(1)护士与人交谈时要保持稳定情绪和平和心态,做到自然大方。

(2)牢记和熟练运用服务用语"十声九字",不对患者使用"四语"。①"十声":问候声、欢迎声、致谢声、征询声、应答声、称赞声、祝贺声、道歉声、送别声。②"九字":您好、欢迎、谢谢、对不起。③"四语":蔑视语、烦躁语、否定语、斗气语。

二、门诊护理工作质量标准

(1)护士岗位要求:仪表端庄,挂胸牌上岗,准时到岗,不擅离岗位。

(2)对患者态度亲切,服务热情,不生硬、不推诿。

(3)主动服务,语言规范,有问必答,首句普通话,首问负责制,无患者投诉。

(4)患者就诊服务流程为预检、挂号、候诊、就诊。

(5)预检护士挂号前 10 分钟开始预检。护士熟悉普通、专科、专家门诊时间。正确分诊,做到"一问、二看、三检查、四分诊、五请示、六登记"。对传染病患者及时分诊隔离。

(6)巡回护士站立服务,根据就诊人数,及时进行疏导,并根据工作安排,进行健康教育。

(7)候诊区环境整洁,就诊秩序良好,有两次候诊流程。

(8)各诊室内环境整洁,秩序良好,单人诊室内一医一患;多人诊室内诊台、诊察床有遮隔设施、诊察床单位整洁,患者使用后及时更换。

(9)治疗室清洁、整洁,物品放置有序,标识清楚,严格按《医院消毒隔离质量标准》工作。医用垃圾分类正确。

(10)各楼层有"便民服务措施",对政策照顾对象按政策照顾就诊。对病重、老、弱、残、孕和行动不便者提供迎诊服务、陪诊服务和搀扶服务。免费提供饮用水和一次性水杯。

三、门诊预检分诊管理

(1)预检护士由资深护士担任,同时具有高度的责任心。严格遵守卫生管理法律、法规和有关规定,认真执行临床技术操作规范以及有关工作制度。

(2)患者来院就诊,预检护士严格按照"一看、二问、三检查、四分诊、五请示、六登记"原则,正确分诊。

(3)根据《中华人民共和国传染病防治法》有关规定,预检护士对来就诊患者预先进行有关传染病方面的甄别、检查与分流。发现传染病或疑似传染病患者,通知专科医师到场鉴别,排除者到相应普通科就诊;疑似者发放口罩、隔离衣等保护用具,专人护送到特定门诊,并对接诊区进行消毒处理。由特定门诊预检护士按要求通知医务处、防保科、门诊办公室,并做好传染病登记工作。

(4)如遇患者病情突变急需抢救时,预检护士立即联系医师就地抢救;同时联系急诊,待病情许可,由专人护送至急诊。

(5)遇突发事件,预检护士需立即通知医务处、护理部、门诊办公室,按相关流程启动应急预案。

四、发热门诊管理

(1)在门诊部和急诊室设立预检分诊处,在醒目处悬挂清晰的发热预检标识。急诊室预检工作实行 24 小时值班制,做好患者信息登记。经预检查出的发热患者,由预检处的工作人员陪送到发热门诊。

(2)发热门诊相对独立,并有明显标识,配有专用诊室、留观室、抢救设施、治疗室、放射线摄片机、检验室、厕所。

(3)发热门诊设有双通道,工作人员和患者从不同路径出入发热门诊。有明确的清洁、半污染和污染区划分,设置有效屏障,安装非接触式洗手装置。

(4)医师和护士须经过专业培训,合格后方可上岗。

(5)医务人员须准时上岗,24 小时均按排班表落实。不擅自离岗,不以任何理由延误开诊。如确有特殊情况，必须提前一天向医务部及门诊部请假，由医务部安排其他人员。

(6)坚持首诊负责制，对每位发热患者必须首先进行详细的流行病学资料收集及认真检查，根据流行病学资料、症状和体征、实验室检查和肺部影像学检查综合判断并进行临床诊断，避免漏诊。

(7)严格执行疫情报告制度，一旦出现可疑患者，在第一时间内进行隔离观察、治疗(一人一室一消毒)，并立即向医务科报告。遇有疑难病症，及时会诊，以免延误病情。

(8)确诊或疑似病例，必须立即按程序上报，6 小时内报当地疾病控制中心，并同时填写传染病疫情报告卡，不得延误或漏报。

(9)严格执行交接班制度，并做好患者信息登记以及转运交接记录。

(10)医务人员在岗时做好个人防护，接触患者(含疑似患者)后，及时更换全套防护物品。

(11)进入发热门诊就诊患者应在医务人员指导下做好相应防护。

(12)诊室保证通风良好和独立的空调系统，每天常规进行空气消毒、定时消毒地面、物品表面。患者离去后立即进行终末消毒处理。

(13)医务人员防护、设备消毒、污染物品处理等，按卫健委(原卫生部)统一文件执行。

五、肠道门诊管理

(1)认真学习《中华人民共和国传染病防治法》及有关肠道传染病业务知识，按要求完成培训。

(2)认真填写门诊日志。对前来就诊的腹泻患者建立肠道门诊卡，并逐例按腹泻患者专册登记项目要求登记，每天核对。专卡、专册、登记册保存 3 年。

(3)做好肠道传染病的登记工作。按规定时间向防保科报出传染病报告卡，并做好交接记录。疑似或确诊甲类传染病立即电话报告防保科。

(4)每月填写“肠道门诊月报表”交防保科、卫生防疫站，并留存一份。

(5)肠道门诊对就诊患者认真询问腹泻病史、流行病史，以及进行必须体征、粪常规检查，做到“有泻必采，有样必检”。对 6 种可疑对象进行霍乱弧菌培养。对确诊或疑似细菌性痢疾患者及重点职业(幼托儿童保育员、饮食从业人员、水上作业人员、与粪便接触从业人员)腹泻患者需进行细菌性痢疾培养。

(6)发现食物中毒、集体性腹泻(3 例以上，含 3 例)病例立即电话报告卫生防疫站和卫生监督所。

(7)加强肠道门诊日常消毒隔离工作，严格按“消毒隔离规范”“肠道门诊医院感染管理制度”执行，防止医院内感染发生。对患者呕吐物、粪便和“检后标本”，以及被污染物品、场所及废弃物应立即进行相应消毒隔离处理。对重症腹泻患者应立即隔离，防止疾病蔓延、扩散。

六、门诊换药室、治疗室管理

(1)换药室、治疗室的布局合理，清洁区、污染区分区明确，标志清楚。

(2)环境清洁、干燥，有专用清洁工具，每天 2 次清洁地面。如有脓、血、体液污染，及时用2 000 mg/L含氯消毒液擦拭消毒。

(3)护士按各自岗位职责工作，无关人员不得入内。

(4)严格执行无菌技术操作规程，每次操作前后洗手。各种治疗、护理及换药操作按清洁伤口、感染伤口分区域进行，无菌物品必须一人一用，换药时要戴手套。

(5)无菌物品按消毒日期前后顺序使用，摆放整齐，有效期为 2 周，梅雨季节为 1 周。使用后的器械、换药用具等物品，统一送供应室处理。置于无菌罐中的消毒物品(棉球、纱布等)一经打开，使用时间最长不超过 24 小时，提倡使用小包装。疑似过期或污染的无菌物品需重新消毒，不得使用。

(6)治疗车上物品应摆放有序，上层为清洁区、下层为污染区。车上应备有快速手消毒液或消毒手套。

(7)破伤风、气性坏疽、铜绿假单胞菌感染、传染性等特殊伤口应在特殊感染换药室进行。使用一次性换药器具。换药后敷料及换药器具放入带有警示标识的双层黄色垃圾袋，换药室进行紫外线空气消毒，地面用 2 000 mg/L 含氯消毒液擦拭。

(8)污染敷料和使用过的一次性医疗废弃物丢入黄色垃圾袋，由专人收取、处理并交接登记。

(9)换药室、治疗室每天使用紫外线进行空气消毒，做好记录。

(10)每天开窗通风，保持空气流通。

七、入院处管理

入院处是医院的一个特殊窗口，是住院患者必经的中间环节，与医院其他部门有着纵横交错的联系。为确保患者的合法权利，提高入院处的服务质量，制订下列管理规范。

(一)常规工作规范

(1)每天上班即与各病区办公室护士或护士长联系当天患者出院情况,了解床位调整情况,确定收治床位。按流程为已有确定床位的患者办理全套入院手续。

(2)接受患者入院登记,填写入院须知(兼入院通知单)并交给患者。对于要办理特殊手续患者作重点指导。

(3)普通患者住院采取预约制,按照时间先后顺序处理;在入院通知单上告知住院需等待以及办理入院时所需要携带的相关证件和日常生活必需品;对急诊或有紧急需求患者,优先安排入院。

(4)按照当天床位情况,尽早安排。及时通知患者入院,使患者有较充裕的准备时间。

(5)热情接待登记患者,如无床位,做好解释工作,帮助患者了解入院手续。

(6)热情接待患者的查询(来电、来人),耐心听取患者倾诉。对患者及家属提出的疑问耐心解释,做到有问必答。

(7)加强与各科医师及病区护士联系,根据登记患者的男女比例及时调整床位。

(8)每天整理各科入院登记卡,对于登记时间较长的入院登记卡要定期处理、清理。

(二)办理登记流程

(1)患者首先在门诊或急诊挂号、就诊。

(2)医师评估患者疾病后,对于符合收治标准的患者开具入院登记卡,入院处按相关规定安排入院。

(3)核对医师在入院登记卡上填写的基本信息、科别、疾病诊断、医师签名、入院前相关内容告知等。项目无遗漏,由患者或其家属签名确认,并在入院卡上填写联系电话。

(4)入院处工作人员收下住院卡,认真填写入院须知(兼入院通知单),交给患者,并告知患者相关内容:等候入院电话通知,办理入院手续时带好相关证件、预付款、物品。

(三)办理入院流程

(1)患者接到电话通知后,持入院通知单到入院处办理入院手续,同时出示门诊就医磁卡(医保卡)、门诊病历本,患者本人必须到院。

(2)入院处收回入院通知单,电脑登录患者信息(姓名、性别、诊断及病区等),复印患者本次入院的门诊病历,并置于住院病历中。

(3)患者到财务窗口交住院预付款,并正确填写入院凭证上的基本信息(姓名、现住址、联系电话、联系人姓名等)。

(4)患者须出示身份证(医保卡)、入院登记卡、入院凭证,由工作人员电脑输入上述详细信息并打印病案首页、床头卡及腕带。

(5)完成入院登记手续,按照相关规定使患者安全进入病区。如行动不便、病情较重或沟通困难,由入院处工作人员护送至病区,并与病区护士做好交接手续。

八、特需门诊管理

特需门诊是医院为满足患者特殊需求而开设的门诊。除了具备普通门诊的功能之外,更着重于为患者提供优质的一条龙服务,减少就诊中间环节,缩短候诊时间。挂号、就诊、交费、取药等环节均有专人指引、陪伴,过程相对快捷、方便,为患者提供更温馨、舒适的就诊服务。

(一)严格的专家准入条件

特需门诊专家应是副高级以上卫生技术职称并经医院聘任的有长期临床工作经验的医师。医院建立专家准入制,由门诊办公室和所属科室双重审核,根据专业特长、学术成就、科研成果及同行认可,确认专家资格,方可准入。

(二)特需门诊的规范管理

1.环境管理

特需门诊要有较好的环境,候诊时应有较大的空间。环境布置要人性化,候诊室有鲜花、盆景、软硬候诊椅、饮水机、一次性水杯、中央空调,并设有健康教育栏和多媒体健康宣教;专家介绍栏展出专家照片、简历,公开专家技术职称、专业特长及诊治范围,有利于患者择医,为患者创造一个温馨的就医环境。

2.诊室管理

开设独立的、符合有关规定的诊室,严格一医一患,制订具体的接诊时间,由专人负责各诊室的管理。

3.挂号管理

特需门诊的挂号由电脑统一进行,登记姓名、性别、年龄、地址、就诊时间、科别等,防止专家号被倒卖,损害患者利益。同时,开展实名制预约挂号服务,可以定人、定时,使患者有计划就诊。

4.专家管理

(1)要求专家保证出诊时间,请假需提前3个工作日。严格执行工作制度及医疗质量控制标准,做到首诊负责制,合理检查与用药,杜绝人情方、大处方。对就诊人数实行定额管理,以保证特需门诊的诊疗质量。

(2)对违反相应规定的医务人员严肃处理,以保证患者权利。

5.护理人员管理

仪表端庄、举止优美;资深护士业务能力强,具有全科知识,准确分诊;及时解决各类问题,发现和化解矛盾,合理安排就诊,保证就诊的有序进行。

九、门诊患者及家属健康教育规划

门诊健康教育是通过有计划、有组织、有系统的信息传播和行为干预,促使患者及家属自觉地采纳有益于健康的行为和生活方式,消除或减轻影响健康的危险因素,预防疾病、促进健康、提高生活质量。

(一)门诊健康教育的目的

通过健康教育稳定患者情绪,维持良好医疗程序。同时让患者学会卫生保健知识,树立健康观念,自愿采纳有利于健康的行为和生活方式。

(二)门诊健康教育的服务对象

门诊患者及家属。

(三)门诊健康教育的策略

(1)因人、因病实施健康教育,并将健康教育伴随医疗活动的全过程。在就诊过程中,护士随时与患者进行交谈,针对不同需求,进行必要而简短的解释、说明、指导、安慰。

(2)健康教育内容精炼、形式多样,具有针对性和普遍性。

(四)门诊健康教育的形式

1.语言教育方法

健康咨询、专题讲座、小组座谈。

2.文字教育方法

卫生标语、卫生传单、卫生小册子、卫生报刊、卫生墙报、卫生专栏、卫生宣传画。

3.形象化教育方法

图片、标本、模型、示范、演示等。

4.电化教育方法

广播、投影、多媒体等。

(五)门诊健康教育的方法

1.接诊教育

在分诊过程中通过与患者交流,了解其心理、识别病情的轻重缓急,安排患者就诊科室。

2.候诊教育

护士对候诊患者进行健康知识宣教,设置固定的健康教育课程,内容以常见病、多发病、流行病的防治知识为主,形式多样、内容精练、语言通俗易懂。通过健康教育稳定患者情绪,向患者及家属传播卫生科学常识及自我保健措施。

第三节 病区护理管理

一、病区的设置和布局

每个病区设有病室、危重病室、抢救室、治疗室、护士办公室、医师办公室、配膳室、盥洗室、浴室、库房、洗涤间、厕所及医护休息室和示教室等。有条件时应设置学习室、娱乐室、会客室和健身室。

二、病区的环境管理

医院的物理环境有以下几方面。

(一)空间

为了保证患者有适当的活动空间,以及方便治疗和护理,病床之间的距离不得少于 1 m。床与床之间应有围帘,必要时进行遮挡,保护患者隐私。

(二)室温

一般来说,保持 18～20 ℃的室温较为适宜。新生儿及老年人,维持室温在 22～24 ℃为宜。

(三)湿度

湿度为空气中含水分的程度,一般指相对湿度。病室湿度一般以 50%～60%为宜。湿度过高或过低时,均对患者不利。

(四)光线

病室采光分为自然光源及人工光源两种。充足的光线有利于观察患者、进行诊疗和护理工作。普通病室除有吊灯外,还应有床头灯、地灯装置,既能保证患者自用和夜间巡视时进行工作,又不影响患者的睡眠。此外,还应备有一定数量的鹅颈灯,以适应不同角度的照明,为特殊诊疗提供方便。

(五)音响

音响是指声音存在的情况。根据世界卫生组织规定噪声的标准,白天医院较为理想的噪声强度应维持在 35~45 dB。护理人员在说话、行走和工作时尽量做到“四轻”,同时要向患者及家属宣传保持病室安静的重要性,共同为患者创造一个良好的休养环境。在杜绝噪声的同时,也应避免绝对的寂静。

(六)通风

通风换气可使室内空气与外界空气交换,增加氧含量,降低二氧化碳在空气中的浓度,以保持室内空气新鲜,通风还能调节室内的温度和湿度,刺激皮肤血液循环,促进汗液的蒸发和热的散失,增加患者的舒适感。一般情况下,开窗通风 30 分钟即可达到置换室内空气的目的。通风时注意保护遮挡患者,避免直接吹风导致感冒,冬季通风时要注意保暖。

(七)装饰

病室布置应以简洁美观为主,有条件的医院可以根据各病室的不同需求来设计和配备不同颜色,并应用各式图画、各种颜色的窗帘和被单等来布置病室,这样不仅使人感觉身心舒适,还可产生特殊的治疗效果。一般病室上方墙壁可涂白色,下方可涂浅蓝色。病室的走廊可适当摆放一些绿色植物、花卉盆景等以美化病室环境,增添生机。

医院是社会的一个组成部分,也是就诊患者集中的场所。患者住院后对接触的人员、院规、陈设、声音及气味等会感到陌生和不习惯,以致产生一些不良的心理反应。所以,认真评估患者心理、社会方面的需求并予以满足,帮助患者建立和维持良好的人际关系,消除其不良的心理反应,使其尽快适应医院的社会文化环境是护士的基本职责之一。

医院常见不安全因素包括物理性损伤、化学性损伤、生物性损伤、心理性损伤、医源性损伤等,护士需随时对威胁患者安全的环境保持警觉,并及时给予妥善处理。

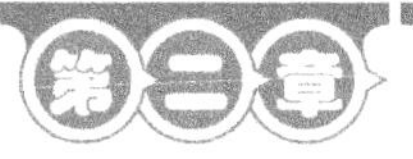

呼吸内科护理

第一节　支气管哮喘

支气管哮喘简称哮喘，是由多种细胞和细胞组分参与的气道慢性炎症性疾病。这种慢性炎症导致气道高反应，通常出现广泛多变的可逆性气流受限，并引起反复发作性的喘息、气急、胸闷或咳嗽症状，常在夜间和/或清晨发作，多数患者可自行缓解或经治疗后缓解。

一、病因

本病的病因尚未完全明了。哮喘与多基因遗传有关，同时受遗传因素和环境因素的双重影响，个体过敏体质及外界环境的影响是发病的危险因素。

二、临床表现

(一)症状

典型表现为发作性伴有哮鸣音的呼气性呼吸困难。严重者可呈强迫坐位或呈端坐呼吸，干咳或咳大量白色泡沫痰，甚至出现发绀等。

(二)体征

发作时胸部呈过度充气状态，双肺可闻及广泛的哮鸣音，呼气音延长。但在轻度哮喘或非常严重哮喘发作时，哮鸣音可不出现，称为寂静胸。

(三)并发症

发作时可并发气胸、长期反复发作和感染可并发慢性支气管炎、肺气肿等。

三、治疗原则及要点

本病目前尚无特效的治疗办法，但长期规范化治疗可使哮喘症状能得到控制，减少复发乃至不发作，使患者能与正常人一样生活、学习和工作。治疗原则：

消除病因及诱因，控制哮喘急性发作，预防复发。

（一）消除病因

部分患者能找到引起哮喘发作的变应原或其他非特异刺激因素，立即使患者脱离变应原是防治哮喘最有效的方法。

（二）药物治疗

1.缓解哮喘发作

此类药物主要作用是舒张支气管，故也称支气管舒张药。如 β_2 受体激动剂、茶碱类、抗胆碱药等。

2.控制和预防哮喘发作

此类药物主要治疗哮喘的气道炎症，亦称抗炎药。如糖皮质激素、白三烯拮抗药；色甘酸钠是非糖皮质激素类抗炎药物。

（三）急性发作期治疗

急性发作期治疗的目的是尽快缓解气道阻塞，纠正低氧血症，恢复肺功能，预防进一步恶化或再次发作，防止并发症。

（四）哮喘的长期治疗

哮喘一般经过急性期治疗，症状得到控制，但哮喘的慢性炎症病理生理改变仍然存在，因此，必须制订哮喘的长期治疗方案。

四、护理评估

（一）病史

1.患病及治疗经过

询问患者发作时症状，咳嗽程度，持续时间，诱发或缓解因素等。

2.评估与哮喘有关的病因和诱因

（1）有无接触变应原。

（2）有无主动或被动吸烟，吸入污染空气等。

（3）有无进食虾、蟹、牛奶、鱼、蛋类等食物。

（4）有无服用普洛萘尔、阿司匹林等药物史。

（5）有无气候变化、剧烈运动等诱发因素。

（6）有无易激动、焦虑等精神因素。

（7）有无哮喘家族史。

3.心理-社会评估

哮喘是一种气道慢性炎症性疾病，患者对环境等多种激发因子易过敏，发作性症状反复出现。

(二)身体评估

(1)一般状态：评估患者的生命体征和精神状态。

(2)皮肤和黏膜。

(3)胸部体征：观察有无辅助呼吸肌参与呼吸和三凹征出现。

(三)实验室及其他检查

1.血常规检查

有无嗜酸性粒细胞、中性粒细胞计数增高。

2.动脉血气分析

有无 PaO_2 降低，$PaCO_2$ 增高，呼吸性酸中毒和代谢性碱中毒。

3.特异性变应原检测

特异性 IgE 有无增高。

4.痰液检查

涂片有无嗜酸性粒细胞，痰培养有无致病菌。

5.其他

肺功能检查。

五、护理措施

(1)病室空气必须流通、新鲜，无灰尘、烟雾及其他一切刺激性物质。室内不宜摆放花草，以免香气诱发哮喘发作。

(2)给予营养丰富的清淡饮食，多吃水果、蔬菜。禁止食入可能引起哮喘发作的食物，如鱼、虾、蟹等。急性发作时，以流质食物为宜。

(3)了解患者生活及工作环境，观察发作诱因及饮食习惯，以便寻找变应原及避免接触变应原。密切观察患者生命体征，观察有无发作先兆，如口干、咳嗽、胸闷、气短、呼吸困难等，及时通知医师给予处理；必要时雾化吸入，协助拍背排痰，保持呼吸道通畅。

(4)哮喘发作严重时，协助患者选择舒适的卧位，加强监护，遵医嘱给予支气管扩张剂等药物，伴发绀、呼吸困难等，遵医嘱给予吸氧，纠正低氧血症，必要时机械通气。因患者呼吸频率快，水分大量蒸发，痰液黏稠不易咳出，嘱患者多饮水，必要时补液。

(5)心理护理:很多患者因哮喘反复发作,对疾病产生恐惧心理,所以医护人员对待患者要亲切,多与患者交流,讲解哮喘的诱发因素及用药注意事项。在急性发作时守护及安慰患者,解除患者紧张情绪。

六、健康指导

(一)疾病知识指导

指导患者增加对哮喘激发因素、发病机制、控制目的和效果的认识,提高患者治疗的依从性。

(二)用药指导

指导患者了解目前使用药物的作用、频率和方法。

(三)正确使用吸入器

1.定量雾化吸入器

需要患者协调呼吸动作,正确使用是保证治疗成功的关键。

2.干粉吸入器

常用的有都保装置和准纳器。

(四)心理指导

精神心理因素在哮喘的发生、发展过程中起重要作用,培养良好的情绪和战胜疾病的信心是哮喘治疗和护理的重要内容。

(五)出院指导

1.避免诱因指导

指导患者有效控制可诱发哮喘发作的各种因素。

2.病情监测指导

指导患者识别哮喘发作的先兆表现和病情加重的征象。

(1)如突然出现精神紧张、打喷嚏、干咳,以及鼻咽、眼部等黏膜刺激症状或呼吸道感染症状和体征。

(2)自诉胸部有压迫窒息感,应考虑哮喘发作的可能。

第二节　支气管扩张症

支气管扩张症是指感染、理化、免疫或遗传等原因引起支气管壁肌肉和弹力支撑组织破坏所导致一支或多支直径＞2 mm的近端支气管不可逆性扩张。主要临床表现为慢性咳嗽、咳大量脓痰和/或反复咯血。患者多有童年麻疹、百日咳或支气管肺炎等病史。

一、病因

（一）支气管-肺部感染

婴幼儿期支气管-肺部感染是支气管扩张最常见的原因。支气管炎症引起支气管黏膜充血、水肿和分泌物阻塞管腔，致使引流不畅而加重感染。

（二）支气管阻塞

肿瘤、异物、感染、支气管周围肿大的淋巴结或肺癌的压迫使支气管阻塞导致肺不张，胸腔负压直接牵拉支气管管壁，导致支气管扩张。

（三）支气管先天性发育缺损和遗传因素

支气管发育先天缺损，如巨大气管-支气管症是先天性结缔组织异常、管壁薄弱导致器官和主支气管扩张。弥漫性的支气管扩张发生于存在遗传、免疫或解剖缺陷的患者。

（四）全身性疾病

如类风湿关节炎、溃疡性结肠炎、系统性红斑狼疮、人类免疫缺陷病毒（HIV）感染等疾病可同时伴有支气管扩张。

二、临床表现

（一）症状

1.慢性咳嗽、咳大量脓痰

痰量与体位有关，这是因为支气管扩张部位分泌物积储，当体位改变时，分泌物刺激支气管黏膜引起咳嗽和排痰。

2.反复咯血

50%～70%的患者有不同程度的咯血，可分为痰中带血或大量咯血，咯血量有时与病情严重程度、病变范围不一致。

3.继发肺部感染

其特点是同一肺段反复发生肺炎并迁延不愈，这是由于扩张的支气管清除分泌物的功能丧失，引流差，易反复发生感染。

4.慢性感染中毒症状

如反复感染，可出现发热、乏力、食欲减退、消瘦、贫血等。

(二)体征

1.早期轻度支气管扩张

患者可无异常体征,反复感染后由于病变位置固定,重复体检时肺部湿啰音部位固定不变。有时可闻及哮鸣音,常伴杵状指(趾)。

2.早期或干性支气管扩张

患者可无异常肺部体征,病变重或继发感染时可闻及下胸部、背部固定而持久的局限性粗湿啰音,有时可闻及哮鸣音。

三、治疗原则及要点

支气管扩张症的治疗原则是保持呼吸道引流通畅,控制感染,处理咯血,必要时手术治疗。

(一)控制感染

控制感染是支气管扩张症急性感染期的主要治疗措施。应根据临床表现和痰培养结果,选用有效的抗菌药物。

(二)清除气道分泌物

清除气道分泌物应加祛痰药物,可口服溴己新、盐酸安溴索片等。可通过振动、叩背、体位引流和雾化吸入等方法促进气道内分泌物的清除。

(三)改善气流受限

应用支气管舒张剂可改善气流受限,伴有气道高反应及可逆性气流受限的患者疗效明显。

(四)外科治疗

对于反复呼吸道急性感染或大咯血者,或病变局限在一叶或一侧肺组织,经充分的内科治疗仍顽固反复发作,全身状况良好者,可考虑手术切除病变肺段或肺叶。

四、护理评估

(一)健康史

1.患病及诊疗经过

有无受凉、气候变化等诱因。既往诊断、治疗和护理经过,是否服用过止咳、祛痰药及药物的种类、剂量和疗效。

2.目前状况

评估咳嗽发生的急缓、性质及持续时间。评估痰液的颜色、性质、量、气味,咳痰与体位的关系，痰液是否顺利排除。有无发热、胸痛、呼吸困难等表现。评估咯血量，症状和持续时间，有无窒息，继发感染的表现。

3.相关病史

询问患者有无支气管扩张的基础疾病，如支气管肺炎、肿瘤、先天发育不全等，有无糖尿病、高血压等相关疾病。

（二）身体评估

1.一般状态

评估患者营养状态，排泄情况，有无烟酒嗜好等。

2.专科评估

是否有口唇、甲床青紫伴鼻翼翕动等缺氧表现；触诊胸部语音震颤变化及胸膜摩擦音，胸廓两侧运动是否对称；肺部叩诊音有无浊音或实音；听诊有无呼吸音减弱；支气管呼吸音及干啰音、湿啰音等。

3.心理-社会评估

评估患者对支气管扩张症的发生、病程、预后及健康保健知识是否了解。

（三）辅助检查

1.影像学检查

(1)胸部 X 线有无轨道征表现，有无卷发状阴影。

(2)CT 检查有无柱状扩张或成串成簇的囊状扩张。

2.纤维支气管镜检查

纤维支气管镜检查能确定患者的出血、扩张和阻塞肺部。

3.其他

血常规有无白细胞和中性粒细胞计数增高，肺功能测定有无气流受限。

五、护理措施

（一）环境

保持室内空气新鲜流通，室温保持 18～20 ℃，相对湿度以 55％～60％为宜。如果空气干燥，气管纤毛运动减弱，痰液更不易咳出。

（二）休息与活动

高热和咯血患者需卧床休息，协助患者选取舒适体位，慢性患者适当活动，分散患者注意力，让患者参加力所能及的工作和生活活动，增加自信心。

(三)饮食与卫生

加强营养,摄入高热量、高蛋白、高维生素饮食,发热患者给予高热量流质饮食,以补充机体能量消耗。指导患者晨起、睡前、饭后和体位引流后漱口,以增加食欲,鼓励患者每天饮水 1 500 mL,充足的水分可稀释痰液。

(四)病情观察

观察痰液的性状、颜色、量和气味,对咯血患者应密切观察咯血量及颜色、呼吸、血压、脉搏、体温变化,有无窒息发生,一旦发生应立即抢救。

(五)促进痰液排出

指导患者有效咳嗽,湿化呼吸道,遵医嘱给予患者雾化吸入,同时服用祛痰剂,利于痰液的排出。

(六)体位引流

根据病变部位采取适当体位,原则上病变部位位于高处,引流支气管开口向下,有利于潴留的分泌物随重力作用流入大支气管和气管排出。引流时间一般每天 2～3 次,每次 15～20 分钟,宜在饭前进行,引流时辅以胸部叩击,指导患者进行有效咳嗽,以提高引流效果。引流过程中应注意病情变化,如出现面色苍白、发绀、心悸、呼吸困难等异常,应立即停止。引流完毕,擦净口周的痰液,给予漱口,并记录排出的痰量和性质,必要时送检。

(七)咯血的护理

(1)注意观察咯血的先兆症状,如胸闷、心前区灼热感、头晕、喉部发痒、口有腥味或痰中带血丝,出现上述症状要通知医师及时处理,防止大咯血发生。

(2)保持患者安静,并给予精神安慰消除恐惧,防止情绪波动再度引起咯血。

(3)给予一般护理并做好护理记录。患者平卧或卧向患侧,平卧时头偏向一侧。

(4)嘱患者将痰或血块尽量咳出,轻轻呼吸,不可屏气,保持呼吸道通畅,防止窒息。

(5)备好抢救车、药品、氧气、气管切开包、纤维支气管镜、吸引器、输血用物及备血。

(6)遵医嘱使用止血药物,静脉点滴缓慢注入垂体后叶素,至少 10 分钟推完,观察有无恶心、便意、腹痛及血压升高等不良反应,心绞痛、高血压患者及妊娠者禁用。

(7)注意观察意识状态、血压、脉搏、呼吸、体温，密切注意失血性休克的出现。

(8)患者突然出现胸闷、躁动、呼吸困难、咯血不畅时，应立即将患者臀部垫高，头低位。轻拍健侧背部，排出血块，保持呼吸道通畅。

(9)适当给予镇静剂，慎用镇咳药，禁用吗啡及可待因，以免抑制呼吸中枢和咳嗽反射，使血块不易排出，引起窒息。

(10)出血期应给予高热量、易消化食物，禁食刺激性食物，保持排便通畅，避免过度用力及剧烈咳嗽。

(11)出现喷射性大咯血时，立即通知医师。若咯血突然停止，并从鼻腔中喷射出少量血液，呼吸浅表，发绀或血块留置在气管中，引起窒息，立即用顺位引流，取头低位，倾斜 45°～90°，捶击患者背部，以利血块咳出。如无效，即刻配合医师做气管插管或用气管镜吸出凝血块。

(八)心理护理

由于疾病时间长，患者易产生焦虑的心理，护理人员应关心患者，讲解支气管扩张反复发作的原因及治疗进展，帮助患者树立战胜疾病的信心，患者咯血时应陪伴在床旁，及时帮助患者清除污物，指导患者使用放松术，如缓慢深呼吸等，必要时给予镇静剂，消除紧张情绪。

第三节　肺　　炎

肺炎指终末气道、肺泡和肺间质的炎症，可由病原微生物感染、理化因素、免疫损陷、过敏及药物所致。

一、病因

感染为最常见病因。正常的呼吸道免疫防御机制使气管隆嵴以下的呼吸道保持无菌。当病原体数量多，毒力强和宿主呼吸道局部和全身免疫防御系统损害，即可发生肺炎。

二、临床表现

(一)症状

一般起病急，典型表现为突然畏寒、发热，或先有短暂“上呼吸道感染”病史，随后咳嗽、咳痰或原有呼吸道症状加重，并出现脓性痰或血痰，伴或不伴胸痛。病变范围大者可有呼吸困难、发绀。

（二）体征

早期肺体征不明显，典型体征为肺实变体征、湿啰音。

三、治疗原则及要点

一般肺炎的治疗原则首先是控制感染，以青霉素为首选，辅以对症治疗和支持疗法。休克型肺炎主要是扩充血容量和早期使用足量有效的抗生素，同时采取吸氧、纠正酸中毒、应用血管扩张药和糖皮质激素等多项综合治疗措施。

（一）抗感染治疗

初始采用经验治疗，初始治疗后根据临床反应、细菌培养和药物敏感试验，给予特异性的抗生素治疗。

（二）对症和支持治疗

根据患者的具体病情给予降温、祛痰、平喘、调节机体营养状态等治疗。

（三）并发症的预防与处理

密切观察，合理用药，预防并发症的发生。

四、护理评估

（一）健康史

1.患病及诊治经过

询问有关病因，有无受凉、感冒、劳累等诱发因素。

2.目前状况

评估患者发热、咳嗽、咳痰等情况，患者有无胸痛等伴随症状发生。

3.相关病史

有无糖尿病、循环系统疾病等慢性病史。

4.心理-社会评估

由于起病急骤，个别患者预后较差，评估患者有无紧张焦虑等心理状况。

（二）身体评估

1.一般状态

评估患者的生命体征（如体温变化、呼吸与血压）有无异常等；患者的营养状态，面容及意识状态等。

2.专科评估

评估患者有无颜面潮红、口唇发绀、淋巴结肿大等。

(三)辅助检查

包括:①评估有无白细胞计数升高,中性粒细胞核左移,淋巴细胞升高等;②胸部X线检查有无肺纹理增粗、炎性浸润影等;③痰培养有无细菌生长,药敏实验结果;④血气分析是否有 PaO_2 减低和/或 $PaCO_2$ 升高。

五、护理措施

(一)环境要求

环境清洁安静,阳光充足、空气清新。室内每天通风2次,每次15~30分钟,室温保持18~20 ℃,相对湿度以55%~60%为宜,防止空气干燥,气管纤毛运动降低,痰液不易咳出。

(二)活动与休息

急性期患者卧床休息,减少组织氧消耗,病情缓解后逐渐增加机体活动量,以活动后不感心慌、气急、劳累为原则。

(三)饮食护理

给予清淡易消化的高热量、高维生素、高蛋白或半流质饮食。

(四)心理护理

做好心理护理,应多与患者沟通,消除患者烦躁、焦虑的情绪。

(五)高热护理

1.观察病情

观察体温、脉搏、呼吸、血压的变化情况,尤其是儿童、老年人、久病体弱者。

2.保暖

寒战时可用空调、热水袋、被褥保暖,避免烫伤。

3.降温

高热患者可给予物理降温,遵医嘱给予小剂量退热药降温,儿童注意防止惊厥发生。

4.及时补充营养及水分

鼓励多饮水,暂不能进食者遵医嘱静脉补液,不宜过快。

5.口腔清洁

高热时唾液分泌减少,抵抗力下降,易引起口腔干裂,应保持口腔清洁湿润。

6.皮肤清洁

协助大量出汗患者进行温水擦浴，注意保持皮肤清洁、干燥。

(六)促进排痰

采取有效的咳嗽、拍背、雾化吸入，遵医嘱给予祛痰剂等。

(七)改善呼吸

有低氧血症患者给予氧气吸入，提高血氧饱和度，改善呼吸困难。

(八)胸痛护理

患者胸痛常随呼吸、咳嗽而加重，可采取患侧卧位，用多头带固定患侧胸廓减轻疼痛。

六、健康指导

(一)疾病预防指导

指导患者及家属了解肺炎的病因和诱因。避免着凉、吸烟、酗酒，防止过度疲劳。

(二)疾病知识指导

向患者介绍肺炎的发病机制、典型表现、治疗方法、疾病的发展和并发症。建议患者自我监测症状，早发现、早治疗。

(三)活动与休息指导

保证充足休息时间，注意锻炼身体，尤其是耐寒的锻炼，以增强机体抵抗力。

(四)出院指导

肺炎虽可治愈，但若不注意，易复发。应积极防治上呼吸道感染。

(1)向患者介绍肺炎的基本知识，强调预防的重要性。

(2)增加营养摄入，保证充足休息时间，增加机体对感染的抵抗力。

(3)纠正吸烟等不良习惯，避免受凉、酗酒等诱发因素。

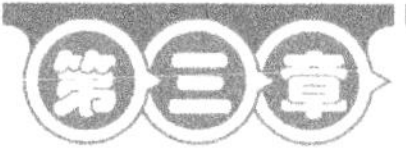

消化内科护理

第一节　胃　　炎

胃炎是指不同病因所致的胃黏膜炎症，通常包括上皮损伤、黏膜炎症反应和细胞再生3个过程，是最常见的消化道疾病之一。

一、急性胃炎

急性胃炎是由多种病因引起的急性胃黏膜炎症，内镜检查可见胃黏膜充血、水肿、出血、糜烂及浅表溃疡等一过性病变。临床上，以急性糜烂出血性胃炎最常见。

（一）病因与发病机制

1.药物

最常引起胃黏膜炎症的药物是非甾体抗炎药（non-steroidal anti-inflammatory drug，NSAID），如阿司匹林、吲哚美辛等，可破坏胃黏膜上皮层，引起黏膜糜烂。

2.急性应激

严重的重要脏器衰竭、严重创伤、大手术、大面积烧伤、休克甚至精神心理因素等引起的急性应激，导致胃黏膜屏障破坏和 H^+ 弥散进入黏膜，引起胃黏膜糜烂和出血。

3.其他

酒精具有亲脂性和溶脂能力，高浓度酒精可直接破坏胃黏膜屏障。某些急性细菌或病毒感染、胆汁和胰液反流、胃内异物以及肿瘤放疗后的物理性损伤，可造成胃黏膜损伤引起上皮细胞损害、黏膜出血和糜烂。

（二）临床表现

1.症状

轻者大多无明显症状；有症状者主要表现为非特异性消化不良。上消化道出血是该病突出的临床表现。

2.体征

上腹部可有不同程度的压痛。

(三)辅助检查

1.实验室检查

大便潜血试验呈阳性。

2.内镜检查

纤维胃镜检查是诊断的主要依据。

(四)治疗要点

治疗原则是去除致病因素和积极治疗原发病。药物引起者应立即停药。急性应激者需在积极治疗原发病的同时,给予抑制胃酸分泌的药物。发生上消化道大出血时,按上消化道出血处理。

(五)护理措施

1.休息与活动

注意休息,减少活动。急性应激致病者应卧床休息。

2.饮食护理

定时、规律进食,少食多餐,避免辛辣刺激性食物。

3.用药指导

指导患者遵医嘱慎用或禁用对胃黏膜有刺激作用的药物,并指导患者正确服用抑酸剂、胃黏膜保护剂等药物。

二、慢性胃炎

慢性胃炎(chronic gastritis)是由各种病因引起的胃黏膜慢性炎症。其发病率在各种胃病中居首位。

(一)病因与发病机制

1.幽门螺杆菌感染

幽门螺杆菌感染被认为是慢性胃炎最主要的病因。

2.饮食和环境因素

饮食中高盐和缺乏新鲜蔬菜、水果与发生慢性胃炎相关。幽门螺杆菌可增加胃黏膜对环境因素损害的易感性。

3.物理及化学因素

物理及化学因素可削弱胃黏膜的屏障功能，使其易受胃酸-胃蛋白酶的损害。

4.自身免疫

由于壁细胞受损，机体产生壁细胞抗体和内因子抗体，使胃酸分泌减少乃至缺失，还可影响维生素 B_{12} 吸收，导致恶性贫血。

5.其他因素

慢性胃炎与年龄相关。

(二)临床表现

1.症状

70%～80%的患者可无任何症状，部分患者表现为非特异性的消化不良，症状常与进食或食物种类有关。

2.体征

体征多不明显，有时上腹部轻压痛。

(三)辅助检查

1.实验室检查

胃酸分泌正常或偏低。

2.幽门螺杆菌检测

可通过侵入性和非侵入性方法检测。

3.胃镜及胃黏膜活组织检查

胃镜及胃黏膜活组织检查是诊断慢性胃炎最可靠的方法。

(四)治疗要点

治疗原则是消除病因、缓解症状、控制感染、防治癌前病变。

1.根除幽门螺杆菌感染

对幽门螺杆菌感染引起的慢性胃炎，尤其在活动期，目前多采用三联疗法，即一种胶体铋剂或一种质子泵抑制剂加上两种抗菌药物。

2.根据病因给予相应处理

若因非甾体抗炎药引起，应停药并给予抑酸剂或硫糖铝；若因胆汁反流引起，可用氢氧化铝凝胶来吸附，或予以硫糖铝及胃动力药物以中和胆盐，防止反流。

3.对症处理

有胃动力学改变者，可服用多潘立酮、西沙必利等；自身免疫性胃炎伴有恶性贫血者，遵医嘱肌内注射维生素 B_{12}。

（五）护理措施

1.一般护理

（1）休息与活动：急性发作或伴有消化道出血时应卧床休息，并可用转移注意力、做深呼吸等方法来减轻焦虑、缓解疼痛。病情缓解时，进行适当的运动和锻炼，注意避免过度劳累。

（2）饮食护理：以高热量、高蛋白、高维生素及易消化的饮食为原则，宜定时定量、少食多餐、细嚼慢咽，避免摄入过咸、过甜、过冷、过热及辛辣刺激性食物。

2.病情观察

观察患者消化不良症状，腹痛的部位以及性质，呕吐物和粪便的颜色、量及性状等，用药前后患者的反应。

3.用药护理

注意观察药物的疗效及不良反应。

（1）慎用或禁用阿司匹林、吲哚美辛等对胃黏膜有刺激的药物。

（2）胶体铋剂：枸橼酸铋钾宜在餐前半小时用吸管吸入服用。部分患者服药后出现便秘和大便呈黑色，停药后可自行消失。

（3）抗菌药物：服用阿莫西林前应询问患者有无青霉素过敏史，应用过程中注意有无迟发性变态反应。甲硝唑可引起恶心、呕吐等胃肠道反应。

4.症状、体征的护理

腹部疼痛或不适者，避免精神紧张，采取转移注意力、做深呼吸等方法缓解疼痛；或用热水袋热敷胃部，以解除痉挛，减轻腹痛。

5.健康指导

（1）疾病知识指导：向患者及家属介绍本病的相关病因和预后，避免诱发因素。

（2）饮食指导：指导患者加强饮食卫生和营养，规律饮食。

（3）生活方式指导：指导患者保持良好的心态，生活要有规律，合理安排工作和休息时间，劳逸结合。

（4）用药指导：指导患者遵医嘱服药，如有异常及时就诊，定期门诊复查。

第二节 炎症性肠病

炎症性肠病是一种病因不明的肠道慢性非特异性炎症性疾病，包括溃疡性结肠炎（ulcerative colitis，UC）和克罗恩病（Crohn's disease，CD）。一般认为，溃疡性结肠炎和克罗恩病是同一疾病的不同亚类，组织损伤的基本病理过程相似，但可能由于致病因素不同，发病的具体环节不同，最终导致组织损害的表现不同。

一、溃疡性结肠炎

溃疡性结肠炎是一种病因不明的直肠和结肠慢性非特异性炎症性疾病。病变主要位于大肠的黏膜与黏膜下层。其主要症状有腹泻、黏液脓血便和腹痛，病程漫长，病情轻重不一，常反复发作。本病多见于 20～40 岁，男女发病率无明显差别。

（一）病理

病变主要位于直肠和乙状结肠，可延伸到降结肠，甚至整个结肠。病变一般仅限于黏膜和黏膜下层，少数重症者可累及肌层。活动期黏膜呈弥漫性炎症反应，可见水肿、充血与灶性出血，黏膜脆弱，触之易出血。由于黏膜与黏膜下层有炎性细胞浸润，大量中性粒细胞在肠腺隐窝底部聚集，形成小的隐窝脓肿。当隐窝脓肿融合破溃，黏膜即出现广泛的浅小溃疡，并可逐渐融合成不规则的大片溃疡。结肠炎症在反复发作的慢性过程中，大量新生肉芽组织增生，常出现炎性息肉。黏膜因不断破坏和修复，丧失其正常结构，并且由于溃疡愈合形成瘢痕，黏膜肌层与肌层增厚，使结肠变形缩短，结肠袋消失，甚至出现肠腔狭窄。少数患者有结肠癌变，以恶性程度较高的未分化型多见。

（二）临床分型

临床上根据本病的病程、程度、范围和病期进行综合分型。

1.根据病程经过分型

（1）初发型：无既往史的首次发作。

（2）慢性复发型：最多见，发作期与缓解期交替。

（3）慢性持续型：病变范围广，症状持续半年以上。

（4）急性暴发型：少见，病情严重，全身毒血症状明显，易发生大出血和其他并发症。

上述后 3 型可相互转化。

2.根据病情程度分型

(1)轻型:多见,腹泻每天 4 次以下,便血轻或无,无发热、脉速,贫血轻或无,红细胞沉降率正常。

(2)重型:腹泻频繁并有明显黏液脓血便,有发热、脉速等全身症状,红细胞沉降率加快、血红蛋白下降。

(3)中型:介于轻型和重型之间。

3.根据病变范围分型

根据病变范围可分为直肠炎、直肠乙状结肠炎、左半结肠炎、全结肠炎以及区域性结肠炎。

4.根据病期分型

根据病期可分为活动期和缓解期。

(三)临床表现

起病多数缓慢,少数急性起病,偶见急性暴发起病。病程长,呈慢性经过,常有发作期与缓解期交替,少数症状持续并逐渐加重。

1.症状

(1)消化系统表现:主要表现为腹泻与腹痛。①腹泻:为最主要的症状,黏液脓血便是本病活动期的重要表现。腹泻主要与炎症导致大肠黏膜对水钠吸收障碍以及结肠运动功能失常有关。粪便中的黏液或黏液脓血,为炎症渗出和黏膜糜烂及溃疡所致。排便次数和便血程度可反映病情程度,轻者每天排便 2~4 次,粪便呈糊状,可混有黏液、脓血,便血轻或无,重者腹泻每天可达 10 次,大量脓血,甚至呈血水样粪便。病变限于直肠和乙状结肠的患者,偶有腹泻与便秘交替的现象,此与病变直肠排空功能障碍有关。②腹痛:轻者或缓解期患者多无腹痛或仅有腹部不适,活动期有轻或中度腹痛,为左下腹的阵痛,亦可涉及全腹。有疼痛-便意-便后缓解的规律,大多伴有里急后重,为直肠炎症刺激所致。若并发中毒性巨结肠或腹膜炎,则腹痛持续且剧烈。③其他症状:可有腹胀、食欲缺乏、恶心、呕吐等。

(2)全身表现:中、重型患者活动期有低热或中热,高热多提示有并发症或急性暴发型。重症患者可出现衰弱、消瘦、贫血、低清蛋白血症、水和电解质平衡紊乱等表现。

(3)肠外表现:本病可伴有一系列肠外表现,包括口腔黏膜溃疡、结节性红斑、外周关节炎、坏疽性脓皮病、虹膜睫状体炎等。

2.体征

患者呈慢性病容,精神状态差,重者呈消瘦贫血貌。轻者仅有左下腹轻压痛，有时可触及痉挛的降结肠和乙状结肠。重症者常有明显腹部压痛和鼓肠。若有反跳痛、腹肌紧张、肠鸣音减弱等，应注意中毒性巨结肠和肠穿孔等并发症。

（四）护理

1.护理目标

患者大便次数减少，粪质正常；腹痛缓解，营养改善，体重恢复，未发生并发症，焦虑减轻。

2.护理措施

（1）一般护理：①休息与活动，在急性发作期或病情严重时均应卧床休息，缓解期适当休息，注意劳逸结合。②合理饮食，指导患者食用质软、易消化、少纤维素又富含营养、有足够热量的食物，以利于吸收、减轻对肠黏膜的刺激并供给足够的热量，以维持机体代谢的需要。避免食用冷饮、水果、多纤维的蔬菜及其他刺激性食物，忌食牛乳和乳制品。急性发作期患者，应进流质或半流质饮食，病情严重者应禁食，按医嘱给予静脉高营养，以改善全身状况。应注意给患者提供良好的进餐环境，避免不良刺激，以增进患者食欲。

（2）病情观察：观察患者腹泻的次数、性质，腹泻伴随症状，如发热、腹痛等，监测粪便检查结果。严密观察腹痛的性质、部位以及生命体征的变化，以了解病情的进展情况，如腹痛性质突然改变，应注意是否发生大出血、肠梗阻、中毒性巨结肠、肠穿孔等并发症。观察患者进食情况，定期测量患者的体重，监测血红蛋白、血清电解质和清蛋白的变化，了解营养状况的变化。

（3）用药护理：遵医嘱给予柳氮磺吡啶（SASP）、糖皮质激素、免疫抑制剂等治疗，以控制病情，使腹痛缓解。注意药物的疗效及不良反应，如应用 SASP 时，患者可出现恶心、呕吐、皮疹、粒细胞减少及再生障碍性贫血等。应嘱患者餐后服药，服药期间定期复查血常规，应用糖皮质激素者，要注意其不良反应，不可随意停药，防止反跳现象，应用硫唑嘌呤或巯嘌呤时患者可出现骨髓抑制的表现，应注意监测白细胞计数。

（4）心理护理：安慰鼓励患者，向患者解释病情，使患者以平和的心态应对疾病，自觉地配合治疗。

（5）健康指导：①心理指导，由于病情反复发作，迁延不愈，常给患者带来痛苦，尤其是排便次数的增加，给患者的精神和日常生活带来很多困扰，易产生自卑、忧虑，甚至恐惧心理。应鼓励患者以平和的心态应对疾病，积极配合治疗。②指导患者合理饮食及活动，指导患者食用质软、易消化、少纤维素又富含营养、有足够热量的食物，避免食用冷饮、水果、多纤维的蔬菜及其他刺激性食物，忌食牛乳和乳制品。在急性发作期或病情严重时均应卧床休息,缓解期适当休息,注意劳逸结合。③用药指导,嘱患者坚持治疗,不要随意更换药物或停药。教会患者识别药物的不良反应,出现异常症状要及时就诊,以免耽搁病情。

3.护理评价

患者腹泻、腹痛缓解,营养改善,体重恢复。

二、克罗恩病

克罗恩病是一种病因尚不十分清楚的胃肠道慢性炎性肉芽肿性疾病。病变多见于末段回肠和邻近结肠,但从口腔至肛门各段消化道均可受累,呈节段性或跳跃式分布。临床上以腹痛、腹泻、体重下降、腹块、瘘管形成和肠梗阻为特点,可伴有发热等全身表现,以及关节、皮肤、眼、口腔黏膜等肠外损害。本病有终身复发倾向,重症患者迁延不愈,预后不良。

(一)病理

病变表现为同时累及回肠末段与邻近右侧结肠者,只涉及小肠者,局限在结肠者。病变可涉及口腔、食管、胃、十二指肠,但少见。

(1)大体形态上,克罗恩病特点为:①病变呈节段性或跳跃性,而不呈连续性。②黏膜溃疡早期呈鹅口疮样溃疡,随后溃疡增大、融合,形成纵行溃疡和裂隙溃疡,将黏膜分割呈鹅卵石样外观。③病变累及肠壁全层,肠壁增厚变硬,肠腔狭窄。

(2)组织学上,克罗恩病特点为:①非干酪性肉芽肿,由类上皮细胞和多核巨细胞构成,可发生在肠壁各层和局部淋巴结。②裂隙溃疡,呈缝隙状,可深达黏膜下层甚至肌层。③肠壁各层炎症,伴固有膜底部和黏膜下层淋巴细胞聚集、黏膜下层增宽、淋巴管扩张及神经节炎等。肠壁全层病变致肠腔狭窄,可发生肠梗阻。溃疡穿孔引起局部脓肿,或穿透至其他肠段、器官、腹壁,形成内瘘或外瘘。肠壁浆膜纤维素渗出、慢性穿孔均可引起肠粘连。

(二)临床分型

区别本病不同临床情况,有助于全面估计病情和预后,制订治疗方案。

1.临床类型

依疾病行为分型,可分为狭窄型(以肠腔狭窄所致的临床表现为主)、穿通型(有瘘管形成)和非狭窄非穿通型(炎症型)。各型可有交叉或互相转化。

2.病变部位

参考影像和内镜结果确定,可分为小肠型、结肠型、回结肠型。如消化道其他部分受累亦应注明。

3.严重程度

根据主要临床表现的程度及并发症计算克罗恩病活动指数(CDAI),用于疾病活动期与缓解期区分、病情严重程度估计(轻、中、重度)和疗效评定。

(三)临床表现

起病大多隐匿、缓渐,从发病早期症状出现至确诊往往需数月至数年。病程呈慢性,长短不等的活动期与缓解期交替,有终身复发倾向。少数急性起病,可表现为急腹症,酷似急性阑尾炎或急性肠梗阻。腹痛、腹泻和体重下降三大症状是本病的主要临床表现。但本病的临床表现复杂多变,这与临床类型、病变部位、病期及并发症有关。

1.消化系统表现

(1)腹痛:为最常见症状。多位于右下腹或脐周,间歇性发作,常为痉挛性阵痛伴腹鸣。常于进餐后加重,排便或肛门排气后缓解。腹痛的发生可能与进餐引起胃肠反射或肠内容物通过炎症、狭窄肠段,引起局部肠痉挛有关。体检常有腹部压痛,部位多在右下腹。腹痛亦可由部分或完全性肠梗阻引起,此时伴有肠梗阻症状。出现持续性腹痛和明显压痛,提示炎症波及腹膜或腹腔内脓肿形成。全腹剧痛和腹肌紧张,提示病变肠段急性穿孔。

(2)腹泻:亦为本病常见症状,主要由病变肠段炎症渗出、蠕动增加及继发性吸收不良引起。腹泻先是间歇发作,病程后期可转为持续性。粪便多为糊状,一般无脓血和黏液。病变涉及下段结肠或肛门直肠者,可有黏液血便及里急后重。

(3)腹部包块:见于10%~20%患者,由肠粘连、肠壁增厚、肠系膜淋巴结肿大、内瘘或局部脓肿形成所致。多位于右下腹与脐周。固定的腹块提示有粘连,多已有内瘘形成。

(4)瘘管形成:是克罗恩病的特征性临床表现,因透壁性炎性病变穿透肠壁全层至肠外组织或器官而成。瘘分内瘘和外瘘,前者可通向其他肠段、肠系膜、膀胱、输尿管、阴道、腹膜后等处,后者通向腹壁或肛周皮肤。肠段之间内瘘形成可致腹泻加重及营养不良。肠瘘通向的组织与器官因粪便污染可致继发性感染。外瘘或通向膀胱、阴道的内瘘均可见粪便与气体排出。

(5)肛门周围病变:包括肛门周围瘘管、脓肿形成及肛裂等病变,见于部分患者,有结肠受累者较多见。有时这些病变可为本病的首发或突出的临床表现。

2.全身表现

(1)发热:为常见的全身表现之一,与肠道炎症活动及继发感染有关。间歇性低热或中度热常见,少数呈弛张高热伴毒血症。少数患者以发热为主要症状,甚至较长时间不明原因发热之后才出现消化道症状。

(2)营养障碍:由慢性腹泻、食欲减退及慢性消耗等因素所致。其主要表现为体重下降,可有贫血、低蛋白血症和维生素缺乏等表现。青春期前患者常有生长发育迟滞。

3.肠外表现

本病肠外表现与溃疡性结肠炎的肠外表现相似,但发生率较高,据我国统计报道以口腔黏膜溃疡、皮肤结节性红斑、关节炎及眼病为常见。

(四)护理

1.护理目标

患者腹泻、腹痛缓解,营养改善,体重恢复,无并发症。

2.护理措施

(1)一般护理:①休息与活动,在急性发作期或病情严重时均应卧床休息,缓解期适当休息,注意劳逸结合。必须戒烟。②合理饮食,一般给高营养低渣饮食,适当给予叶酸、维生素 B_{12} 等多种维生素。重症患者酌用要素饮食或全胃肠外营养,除营养支持外还有助于缓解腹痛。

(2)病情观察:观察患者腹泻的次数、性质,腹泻伴随症状,如发热、腹痛等,监测粪便检查结果。严密观察腹痛的性质、部位以及生命体征的变化,测量患者的体重,监测血红蛋白、血清电解质和清蛋白的变化,了解营养状况的变化。

(3)用药护理:遵医嘱腹痛、腹泻可使用抗胆碱能药物或止泻药,合并感染者静脉途径给予广谱抗生素。给予 SASP、糖皮质激素、免疫抑制剂等治疗,以控制病情,使腹痛缓解。注意避免药物的不良反应,如应嘱患者餐后服药,服药期间定期复查血常规,不可随意停药,防止反跳现象等。

(4)心理护理:向患者解释病情,使患者树立战胜疾病信心,自觉地配合治疗。

(5)健康指导:①疾病知识指导,指导患者合理休息与活动,戒烟,食用质软、易消化、少纤维素又富含营养、有足够热量的食物,避免食用冷饮、水果、多纤维的蔬菜及其他刺激性食物,忌食牛乳和乳制品。②安慰鼓励患者,使患者树立信心,积极地配合治疗。③用药指导,嘱患者坚持服药并了解药物的不良反应,病情有异常变化要及时就诊。

3.护理评价

患者腹泻、腹痛缓解,无发热、营养不良,体重增加。

第三节　胆道蛔虫病

蛔虫进入胆总管、肝内胆管和胆囊引起的急腹症统称为胆道蛔虫病，本病发病率与卫生条件有关，我国农村发病率较高，多发于青少年。近年来由于卫生条件的改善，发病率明显下降，在大城市医院已成为少见病。

蛔虫寄生在小肠中下段，厌酸喜碱，具有钻孔习性。当宿主高热、消化功能紊乱、饮食不节、驱烟虫不当、胃酸降低、Oddi 括约肌功能失调，肠道内环境改变时，蛔虫窜动，经十二指肠乳头钻入胆道，刺激 Oddi 括约肌发生痉挛，引起胆绞痛、胆道梗阻、胆道感染、肝脓肿、胰腺炎及胆道结石。蛔虫还可经胆囊管钻入胆囊，引起胆囊穿孔。

一、护理评估

(一)健康史

应注意询问患者的饮食卫生习惯，有无肠道蛔虫病史。

(二)身体状况

1.症状

(1)腹痛：突起剑突下阵发性钻顶样绞痛，可放射至右肩及背部，患者常弯腰捧腹，坐卧不宁，大汗淋漓，表情痛苦。不痛时安然如常。如此反复发作，持续时间不一。

(2)恶心、呕吐：30%的患者呕出蛔虫。

(3)发热、黄疸：提示合并胆道梗阻、感染。

2.体征

单纯性胆道蛔虫病，腹软，剑突右下方仅有轻度深压痛，此种体征与症状不相符合，是胆道蛔虫的最大特点。若并发胆道感染、胰腺炎、肝脓肿等，则有相应的体征。

(三)心理-社会状况

由于患者突发剧烈疼痛，难以忍受，使患者及其亲属十分恐惧。

(四)辅助检查

(1)实验室检查：大便内可找到蛔虫卵，白细胞计数及嗜酸性粒细胞计数比例可升高。

(2)B超检查:可能显示胆道内蛔虫。

(3)ERCP检查:偶可见胆总管开口处有蛔虫。

(五)治疗要点

多数胆道蛔虫病可通过中西医结合,以解痉、止痛、消炎利胆、排蛔,并驱除肠道蛔虫等非手术治疗可治愈。少数患者因非手术治疗无效或出现严重胆道感染时才考虑手术取蛔虫。

二、护理诊断及合作性问题

(一)急性疼痛

与蛔虫钻入胆道,Oddi括约肌阵发性痉挛有关。

(二)体温过高

与蛔虫携带细菌进入胆道,引起继发感染,并发胆道炎症、胆源性肝脓肿等有关。

(三)知识缺乏

与卫生基本知识缺乏,卫生习惯不良有关。

三、护理措施

(一)密切观察、及时施治

注意观察体温、腹痛情况,遵医嘱及时给予解痉、止痛、输液、抗感染等治疗。出现高热、黄疸等症状提示有严重胆道感染,应及时报告医师做进一步处理。

(二)驱虫护理

驱虫尽量在症状缓解期进行,于清晨空腹或晚上临睡前服药;服药后注意观察有无蛔虫排出。

(三)手术准备

如患者出现严重胆道感染,需要手术治疗,应积极完成术前各项准备。

(四)健康指导

宣传卫生知识,养成良好的饮食卫生习惯。

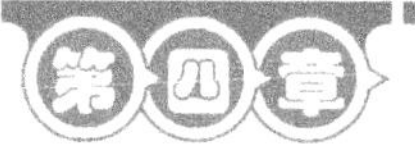

妇科护理

第一节　急性盆腔炎症性疾病

急性盆腔炎症性疾病是指女性上生殖道的一组感染性疾病，多见于有月经、性活跃的妇女。多数致病微生物是由阴道上行而来的，常为混合感染。性传播感染的病原体(如淋病奈瑟菌、沙眼衣原体)是主要的致病原；一些需氧菌、厌氧菌、病毒和支原体等也参与疾病的发病过程。炎症可局限于一个部位，也可同时累及几个部位，最常见的是输卵管炎及输卵管卵巢炎，也可包括急性子宫内膜炎、急性盆腔腹膜炎、急性盆腔结缔组织炎等。患者的临床表现因炎症轻重及范围大小而不同，常见症状为下腹痛、阴道分泌物增多。月经期发病可出现经量增多、经期延长。病情严重者可出现发热甚至高热，或伴有消化和泌尿系统症状。若未能得到及时、彻底治疗，可导致输卵管因素不孕和异位妊娠等的发生。急性盆腔炎症性疾病的治疗原则为及时、足量的抗生素治疗，必要时手术治疗。

一、一般护理

(一)执行护理常规

执行妇科一般护理常规。

(二)病情观察

(1)注意观察并记录患者的体温、脉搏、呼吸的变化，每 4 小时测量一次体温，当体温突然升高或骤降时，要随时测量并记录。

(2)观察患者的意识和精神状态，注意有无感染性休克的症状。

(3)观察患者腹痛的部位、性质、程度及伴随症状，当患者出现腹痛加剧、寒战、高热、恶心、呕吐、腹部拒按等异常情况时要考虑盆腔脓肿破裂，需及时报告医师并配合处理。

(三)休息

在急性发作期应嘱患者卧床休息,取半卧位,有利于脓液积聚于直肠子宫凹陷,促使炎症局限。

(四)营养支持

鼓励患者饮水并进食清淡、易消化的高热量、高蛋白、高维生素饮食。

(五)高热护理

患者高热时采用物理降温,给予温水擦浴或用冰袋,并及时记录降温效果。出汗多时,及时更衣、更换床单,保持清洁舒适,保持会阴部的清洁。

(六)心理护理

通过交流建立良好的护患关系,稳定患者情绪,鼓励其积极参与治疗,并争取家人的支持与帮助,减轻患者的恐惧和焦虑。鼓励患者坚持治疗。

(七)药物治疗

遵医嘱准确给予抗生素、退热剂及纠正酸碱平衡紊乱的药物,并注意观察用药后的效果和反应。

(八)其他

减少不必要的盆腔检查,以免炎症扩散。

二、手术治疗

对于药物治疗无效、脓肿持续存在、脓肿破裂者需要手术切除病灶。手术范围应根据病变范围、患者年龄、一般状态等全面考虑。年轻妇女以保守手术为主,尽量保留卵巢功能;对年龄大、双侧附件受累或附件脓肿屡次发作者,应行子宫全切术及双侧附件切除术。可根据患者情况选择经腹手术或腹腔镜手术。

三、健康指导

(1)向患者解释盆腔炎症性疾病的预防措施,教会患者正确清洁会阴的方法,便后冲洗及会阴擦洗时遵循由前向后,从尿道到阴道最后至肛门的原则,以保持会阴部清洁。

(2)指导患者注意个人卫生,每天更换内裤,保持会阴清洁、干燥。做好经期、妊娠期、产褥期的卫生,注意性生活卫生,预防性传播疾病。

(3)为避免再感染的风险,鼓励对急性盆腔炎症性疾病患者出现症状前60天内接触过的性伴侣进行检查和治疗,患者在治疗期间,要避免无保护的性生活。

(4)对于院外药物治疗的患者，应在72小时内随诊，明确有无临床情况的改善，如未见好转应酌情住院，进一步检查或手术治疗。

第二节 异常子宫出血

正常妇女的月经周期为24～35天，经期持续2～7天，平均失血量为20～60 mL。与正常月经的周期频率、规律性、经期长度、经期出血量任何一项不符合的、源自子宫腔的出血均属异常子宫出血。异常子宫出血的范围比较大，既包括器质性疾病所致的异常子宫出血，也包括功能失调性子宫出血（功血）。本节所述异常子宫出血限定于育龄期非妊娠妇女，因此需排除妊娠期和产褥期相关的出血，也不包含青春发育前和绝经后出血。国际妇产科联盟的异常子宫出血病因新分类系统PALM-COEIN包括：子宫内膜息肉所致的异常子宫出血；子宫腺肌病所致的异常子宫出血；子宫平滑肌瘤所致的异常子宫出血；子宫内膜恶变和不典型增生所致的异常子宫出血；全身凝血相关疾病所致的异常子宫出血；排卵障碍所致的异常子宫出血；子宫内膜局部异常所致的异常子宫出血；医源性异常子宫出血；未分类的异常子宫出血。“PALM”存在结构性改变，可采用影像学技术和/或组织病理学方法明确诊断，而“COEIN”无子宫结构性改变。治疗方案一般可分为药物治疗（口服避孕药、促性腺激素释放激素激动剂、促排卵等）和手术治疗（子宫切除术、肌瘤剔除术、子宫内膜切除术等）。手术途径可有经腹、腹腔镜和宫腔镜等。

一、一般护理

（一）执行护理常规

执行妇科一般护理常规。

（二）大出血患者的护理

1.病情观察

观察并记录患者的生命体征、出血量、血红蛋白，嘱患者保留出血期间使用的会阴垫及内裤，以便更准确地估测出血量。

2.休息

出血量较多者，督促其卧床休息，避免过度疲劳和剧烈运动。做好给氧、输液及输血准备。

3.贫血处理

贫血严重者，遵医嘱做好止血、配血、输血措施，做好手术止血准备，如刮宫术。执行治疗方案维持患者正常血容量。

(三)预防感染

(1)禁止使用未经严格消毒的器械或手套进入阴道做检查或治疗操作。

(2)严密观察与感染有关的征象，如体温、脉搏、子宫体压痛等，监测白细胞、中性粒细胞计数和分类，做好会阴部护理，保持局部清洁。如有感染迹象，及时报告医师，并遵医嘱进行抗生素治疗。

(四)心理护理

减轻患者不安心理，讲明病情，让患者了解本病为可治之症，进行精神鼓励，使患者积极配合治疗；月经调节受多种因素影响，因此要同家属取得联系，使其了解真实的病情，取得支持和理解。

二、药物治疗

对排卵障碍或子宫内膜局部异常所致的异常子宫出血，一般首选性激素类药物治疗。

(1)向患者说明激素治疗的原理和注意事项，按时按量正确服用性激素，保持药物在血中的稳定水平，不能随意停服和漏服。

(2)用大量雌激素口服治疗时，部分患者可能引起恶心、呕吐、头昏、乏力等不良反应，故宜在睡前服用。严重者同时加服维生素 B_6、甲氧氯普胺或镇静剂。长期用药者，需注意监测肝功能。

(3)在使用促排卵药物治疗时，应嘱患者坚持测基础体温，以监测排卵情况。

(4)药物减量需遵医嘱，在止血后才能开始，每 3 天减量 1 次，每次减量不得超过原剂量的 1/3，直至维持量。

(5)维持量服用时间，通常按停药后发生撤退性出血的时间与患者上一次行经时间相应考虑。

(6)指导患者在治疗期间如出现不规则阴道流血应及时就诊。

三、手术护理

对药物治疗效果不佳或不宜用药、无生育要求的患者，特别是不易随访的年龄较大者及子宫内膜病理为癌前病变或癌变者，应考虑手术治疗。

对手术患者可执行妇科手术前后一般护理常规。

四、健康指导

(1)保持会阴清洁卫生，勤换洗会阴垫和内裤，排便后应冲洗外阴；出血及治疗期间禁止盆浴和性生活，可淋浴或擦浴。

(2)多食高蛋白、高纤维素等营养丰富及含铁量高的食物，如猪肝、鸡蛋、红枣、绿叶菜等。

(3)按医嘱准确用药，在口服抗生素与激素类药物出现不良反应时，应及时就诊。

第三节　子宫内膜异位症

子宫内膜异位症(简称内异症)是指子宫内膜组织(腺体和间质)在子宫内膜以外的部位出现、生长、浸润、反复出血，可形成结节及包块，引起疼痛和不育等。内异症是生育年龄妇女的多发病，发病率有明显上升趋势；其特点表现：症状及体征与疾病的严重性不成比例；病变广泛、形态多样；极具浸润性，可形成广泛而严重的粘连；具有激素依赖性，易于复发。治疗的目的是减灭和消除病灶、缓解并解除疼痛、改善和促进生育、减少和避免复发。治疗和护理措施要规范化与个体化。治疗方法可分为手术治疗、药物治疗、介入治疗及辅助生育治疗等。

一、一般护理

(一)执行护理常规

执行妇科一般护理常规。

(二)病情观察

1.评估盆腔疼痛

70%～80%的患者均有不同程度的盆腔疼痛，与病变程度不完全平行，包括痛经(典型表现为继发性痛经并渐进性加重)、非经期腹痛、性交痛及排便痛等；卵巢内异症囊肿破裂可引起急性腹痛。

2.特殊部位内异症表现

特殊部位内异症表现为各种症状并常伴有周期性变化。①消化道内异症：大便次数增多或便秘、便血、排便痛等。②泌尿道内异症：尿频、尿痛、血尿及腰痛，甚至造成泌尿系统梗阻及肾功能障碍。③呼吸道内异症：经期咯血及气胸。④瘢痕内异症：剖宫产等手术后腹壁切口瘢痕处结节，经期增大，疼痛加重；会阴切口或切口瘢痕结节，经期增大，疼痛加重。

二、手术护理

(一)术前护理

(1)执行妇科手术前护理常规。

(2)肠道准备：对深部浸润型内异症，特别是病变累及阴道直肠部位者，应做好充分的肠道准备。

(3)对阴道直肠膈内异症患者，术前要行影像学检查，必要时行肠镜检查及活检以排除肠道本身的病变。有明显宫旁深部浸润病灶者，术前要检查输尿管和肾脏。

(4)术前药物治疗：对手术难以切除干净的内异症病灶，或有损伤重要器官组织可能时，术前可用药物如促性腺激素释放激素激动剂治疗 3～6 个月。

(二)术后护理

执行妇科手术后护理常规。

三、药物治疗

药物治疗目的是抑制卵巢功能，阻止内异症进展，减少内异症病灶的活性及减少粘连的形成。

(一)口服避孕药

连续或周期用药，共 6 个月，不良反应较少，但可有消化道症状或肝功能异常等。

(二)高效孕激素

醋酸甲羟孕酮(安宫黄体酮)20～30 mg/d，分 2～3 次口服，连用 6 个月。不良反应主要是突破性出血(高水平雌激素维持在有效浓度引起长时间闭经，因无孕激素的参与，内膜增厚且不牢固而发生的急性出血)、乳房胀痛、体重增加、消化道症状及肝功能异常等。

(三)雄激素衍生物

达那唑、孕三烯酮等,不良反应主要是男性化表现,如毛发增多、情绪改变、声音变粗;还可影响脂蛋白代谢、引发肝功能损害及体重增加等。

(四)促性腺激素释放激素激动剂

促性腺激素释放激素激动剂分为皮下注射和肌内注射,每月 1 次,共用 3~6 个月。不良反应主要是低雌激素血症引起的更年期症状,如潮热、阴道干燥、性欲下降、失眠及抑郁等,长期应用可引起骨质丢失。

(五)激素治疗

内异症患者绝经后或根治性手术后,可以进行个性化激素治疗,以改善患者生活质量。即使子宫已被切除,如有残存内异症病灶,建议在雌激素治疗的同时应用孕激素,无残存病灶者也可只应用雌激素进行治疗,有条件时应监测雌二醇水平。

四、健康指导

(一)行子宫全切术者

术后 3 个月内禁止性生活、盆浴,自手术之日起休假 6 周,术后 6 周返院复诊;行单纯卵巢或附件切除术者,术后 1 个月内禁止性生活、盆浴,从手术之日起休假 4 周,术后 4 周返院复诊,复诊时应避开月经期。

(二)内异症的复发

经手术和规范的药物治疗,病灶缩小或消失及症状缓解后,再次出现临床症状且恢复至治疗前水平或加重,或再次出现内异症病灶均为内异症的复发。内异症复发的治疗原则基本遵循初治原则,但应个体化。

(三)内异症的恶变

内异症恶变的发生率约为 1%,部位主要在卵巢,其他部位如阴道直肠膈、腹部或会阴切口等,也可发生恶变。有以下情况时应警惕恶变。

(1)囊肿直径>10 cm 或短期内明显增大。

(2)绝经后复发。

(3)疼痛节律改变,痛经进展或呈持续性。

(4)影像学检查发现,囊肿呈实性或乳头状结构,彩色多普勒超声示病灶血流丰富,阻力指数低。

(5)血清 CA125 明显升高(>200 kU/L)。

第四节 子宫肌瘤

子宫肌瘤是女性生殖系统常见的良性肿瘤，常见于30～50岁妇女。确切病因尚未明了，可能与女性性激素长期刺激相关。多无明显症状，仅在体检时偶然发现，症状与肌瘤部位、有无变性相关。常见症状有经量增多及经期延长、下腹包块、白带增多、压迫症状等。手术是治疗子宫肌瘤最为有效的方法，小的子宫肌瘤一般不需治疗；有手术指征的患者，根据其具体情况，采用子宫肌瘤剔除术或子宫全切术，手术途径有经腹、腹腔镜和宫腔镜等。

一、一般护理

(一)执行护理常规

执行妇科一般护理常规。

(二)病情观察

(1)评估阴道流血的性状、量、色、时间，收集会阴垫，评估使用前后的重量可推测出血量。

(2)了解有无乏力、心慌、气短等继发贫血症状。

(3)阴道大出血时，立即将患者置平卧位，氧气吸入，迅速建立静脉通路，密切观察生命体征的变化，协助医师完善各项实验室检查，备血，遵医嘱应用药物治疗等。

(4)发生浆膜下肌瘤蒂扭转、肌瘤红色变性时评估腹痛的程度、部位、性质，有无恶心、呕吐、体温升高征象，需剖腹探查时迅速做好术前准备。

(三)营养支持

长期出血的患者一般合并有不同程度的缺铁性贫血。鼓励患者摄入高蛋白、高维生素和含铁量丰富的食物，如瘦肉、肝、动物血、蛋黄、海带等。患者应忌烟酒，忌食辛辣食物。

(四)会阴护理

保持外阴清洁干燥预防感染，指导患者勤换内衣，使用消毒会阴垫。

(五)心理护理

介绍疾病相关知识，告知子宫肌瘤多为良性肌瘤，手术或药物治疗都不会影响健康和夫妻性生活，和患者及家属一起制订康复计划，消除患者顾虑，帮助患者以良好的心态接受手术。

二、手术护理

(一)术前护理

(1)根据手术途径，执行妇科手术前护理常规。

(2)黏膜下肌瘤脱出者，应保持局部清洁，每天擦洗外阴2次，预防感染、为经阴道摘取肌瘤术做好准备。

(二)术后护理

根据手术途径，执行妇科腹部术后一般护理常规。

(三)出院指导

(1)术后3个月内禁盆浴及性生活，每天清洗外阴，有异常分泌物或异味及时就诊。

(2)术后患者保证休息，注意腹部切口的护理，尽量避免增加腹压的动作，如提重物及蹲、骑动作及重体力劳动等。

(3)术后阴道流血的观察，行肌壁间肌瘤或黏膜下肌瘤剔除术者，子宫壁有切口，这会导致术后有少量的阴道流血，一般不会超过10天；行子宫次全切除术后一般不会出血，但如宫颈切缘部位高，可能每月于月经来潮的日子会有少许阴道流血，若出现大量的阴道流血，应立即去医院急诊检查；行子宫全切术后，10～15天可能会有少量黄色分泌物或血性分泌物，可观察几天，自然消退，如出现脓性分泌物，应去医院诊治、查明原因，及时处理。

(4)出院后1个月到门诊复诊，了解术后康复情况。

第五节 子宫脱垂

子宫脱垂是指子宫从正常位置沿阴道下降，宫颈外口达坐骨棘水平以下，甚至子宫全部脱出于阴道以外，常伴有阴道前壁和后壁膨出。子宫脱垂是中老年妇女的常见疾病，也是盆腔器官脱垂常见的部位。分娩损伤是子宫脱垂的主要病因，阴道助产或第二产程延长、产后过早参加重体力劳动、多次分娩均会增加盆底组织受损的机会。长期慢性咳嗽、排便困难、长期蹲站等增加腹压的活动,也会增加子宫脱垂的风险。老年和长期哺乳的妇女因雌激素水平下降,盆底组织萎缩退化也可导致或加重子宫脱垂。

根据患者平卧用力向下屏气时子宫下降的程度,将子宫脱垂分为3度。

Ⅰ度:宫颈外口距处女膜缘<4 cm,尚未达到处女膜缘。重型:宫颈外口已达到处女膜缘,在阴道口能见到宫颈。

Ⅱ度:宫颈已脱出阴道口外,宫体仍在阴道内;重型:宫颈及部分宫体已脱出阴道口外。

Ⅲ度:宫颈及全部宫体已脱出阴道口外。

根据脱垂的程度,患者的处理可分为非手术治疗和手术治疗两种情况。对于无症状的轻度脱垂患者,可选择随诊观察;有症状的轻度脱垂患者及希望保留生育功能、不能耐受或不接受手术治疗的重度患者,非手术治疗可缓解症状,增加盆底肌肉的强度、耐力和支持力。手术治疗的原则是修补缺陷组织,恢复解剖结构,适当、合理地应用替代材料,体现微创化和个体化。

一、一般护理

(一)执行护理常规

执行妇科一般护理常规。

(二)会阴部护理

(1)指导患者保持外阴清洁、干燥,穿棉质、清洁内裤,避免感染。

(2)及时回纳脱垂组织,避免组织被衣物损伤。

(三)心理护理

(1)详细了解患者发病时间、病因、主要临床表现及心理社会支持状况,评估患者目前存在的主要护理问题,予以具体的心理干预。

(2)理解患者,加强与患者的沟通,鼓励患者说出自己的疾苦,指导家属关心、理解患者的感受。

(四)健康指导

通过健康指导帮助患者改变生活方式,避免一过性或慢性的腹腔内压力增高的动作,如用力排便、慢性咳嗽或经常负重等。

(1)保持足够的水分摄入,并在规律的间隔时间内排空膀胱。

(2)便秘者增加膳食纤维的摄入,养成定时排便的习惯,使用缓泻剂避免用力排便。

(3)超重者鼓励减轻体质量。

(4)不可避免要负重时应采取正确的姿势,即弯曲膝盖背部挺直。

二、非手术治疗的护理

非手术治疗的方法包括应用子宫托、盆底康复治疗。

(一)子宫托

子宫托作为唯一特异的非手术治疗方法,适用于不愿或不耐受手术治疗,手术后复发者、孕期或未完成生育的患者。禁忌证包括急性盆腔炎症性疾病、阴道炎、严重的阴道溃疡、对子宫托材料过敏、不能确保随访者。

1.子宫托类型

子宫托分为支撑型和填充型两种。子宫托的选择应当遵循个体化原则,类型的选择要依据病情严重程度、阴道口的完整性及性生活需求;型号的选择要依据阴道的长度和宽度,一般选择能方便佩戴的最大号子宫托。

2.子宫托合适的标准

子宫托合适的标准为放置后脱垂部位复位,子宫托与阴道之间容 1 指,患者佩戴舒适,站立做 Valsalva 动作(深吸气后屏气,再用力做呼气动作,呼气时对抗紧闭的会厌)或咳嗽时不脱落,不影响行动,不影响大小便。

3.子宫托试戴时间

子宫托试戴 1 周后要复查,以便及时调整型号和类型。

4.健康指导

(1)指导患者学习并掌握正确放取子宫托的方法,应间断性地取出,如晨起放置,睡前取出,放置前排空大小便。避免放置过久压迫生殖道而发生糜烂、溃疡,甚至坏死而致生殖道瘘。

常用的喇叭形子宫托的取放方法如下。①放子宫托方法:患者蹲下,两腿分开,一手持子宫托盘呈斜位进入阴道,将托柄边向内推,边向阴道顶端旋转,直至托盘达子宫颈,然后将托柄弯度朝前,对正耻骨弓后面。②取子宫托方法:手指捏住子宫托的柄部,上下左右轻轻摇动,负压消失后向后外方牵拉,防止子宫托滑出阴道外。

(2)指导患者掌握子宫托的清洗、消毒方法。

(3)注意会阴部清洁卫生,经期禁用。

(4)鼓励患者持续使用,定期随诊。一般随诊时间为上托后 1～2 周、1 个月、3个月、6个月时到医院检查一次，以后每3～6个月检查一次。

(5)使用子宫托可能造成阴道刺激，常出现阴道分泌物少量增多、便秘、阴道流血或轻度溃疡，新发压力性尿失禁或原有的尿失禁症状加重，症状轻者耐受即可，如发生取出困难、可疑感染、出血量多等症状应及时就诊。

(二)盆底康复治疗

主要是进行盆底肌训练，即 Kegel 运动，可加强薄弱的盆底肌肉的力量，增强盆底支持力，改善并预防轻、中度脱垂及其相关症状的进一步发展。

1.方法

患者仰卧，两膝屈曲，左、右腿分开，双足平放床上，两臂置身体两侧，用力将腿向内合拢，同时收缩肛门，然后将两腿分开，放松肛门；也可在床上随时做收缩肛门和憋尿的运动。

2.训练时间

持续收缩盆底肌不少于3秒，松弛休息2～6秒，连续15～30分钟，每天3次，或每天做150～200次，持续8周以上。

3.训练反馈

对于训练效果不满意者可辅以生物反馈治疗或电刺激等方法来增强锻炼效果。

三、手术治疗的护理

手术治疗的方法可分为重建手术和封闭性手术，手术途径主要有经阴道、经腹和腹腔镜3种。

(一)术前护理

(1)根据手术途径，执行妇科手术前护理常规。

(2)遵医嘱术前3天阴道冲洗后，局部涂40%紫草油或含抗生素的软膏及局部涂雌激素软膏。

(3)休息与活动：注意卧床休息，减少活动，避免脱出组织的损伤。

(二)术后护理

1.执行护理常规

根据手术途径，执行妇科手术后护理常规。

2.术后体位

如行阴道前后壁修补或盆底修补术后应以平卧位为宜，禁止半卧位以降低外阴、阴道张力。

3.饮食指导

术后6小时后遵医嘱进食少量流质，但禁食奶制品及甜食，防止肠胀气，待肠蠕动恢复后给予无渣流质饮食，控制过早排便，一般5天后给予正常饮食；首次排便干结者遵医嘱予口服大黄片，每次3片，每天3次，以后适当增加纤维素类食物，保持大便通畅。

4.会阴部护理

除常规护理外，绝经后阴道黏膜萎缩者建议术后开始局部使用雌激素制剂，每周2次。

5.出院指导

(1)术后休息3个月，避免增加腹压及负重。

(2)经医师检查确认切口愈合后，方可进行性生活，一般为3个月后。

(3)阴道黏膜萎缩者局部雌激素制剂治疗，延续每周2次，至少半年。

(4)建议规律随访终身，及时发现复发，处理手术并发症。

第六节　外　阴　癌

外阴癌以原发性为主，最常发生在大阴唇，其次是小阴唇、阴道前庭及阴蒂等处。外阴癌平均发病年龄为50～60岁，近年来发病有年轻化趋势。绝大多数外阴癌是鳞状细胞癌。其主要症状是外阴部有结节和肿块，常伴有疼痛或瘙痒史。部分患者表现为外阴溃疡，经久不愈，晚期患者还有脓性或血性分泌物增多，尿痛等不适。扩散方式以局部蔓延和淋巴扩散为主，极少血行转移。外阴癌的治疗以手术为主，强调个性化和多学科综合治疗。

一、一般护理

(一)执行护理常规

执行妇科一般护理常规。

(二)病情观察

(1)观察外阴局部有无丘疹、硬结、溃疡或赘生物，局部有无疼痛、瘙痒、恶臭分泌物。

(2)观察是否存在尿频、尿痛或排尿困难。

(三)会阴护理

指导患者保持会阴部清洁,穿柔软的棉质内裤,经常更换,避免搔抓,以免局部感染。

(四)心理护理

向患者及家属讲解外阴肿瘤疾病的相关知识,与患者沟通,及时进行心理疏导,消除紧张、恐惧心理,以取得理解,并积极配合治疗。

二、手术护理

手术方式是广泛的全外阴切除及腹股沟淋巴结清扫术,有时还包括盆腔淋巴结清扫术。

(一)术前护理

(1)执行妇科会阴部及经阴道手术前护理常规。

(2)外阴需植皮者,供皮区皮肤应在术前脱毛、消毒后用无菌巾包扎备用。

(3)备好患者术后用的消毒棉垫、绷带、引流设备。

(4)健康指导:①向患者及家属说明各项术前准备的目的、时间以及可能出现的感受,并告知术后将重建切除的会阴,以使其增强手术治疗的信心,积极配合治疗。②告知外阴癌根治术因手术范围大,术后反应会较重,以及可能的并发症和应对措施,指导患者正确的翻身、咳嗽、床上肢体活动、床上使用便器等方法。

(二)术后护理

1.执行护理常规

执行妇科会阴部及经阴道手术后护理常规。

2.病情观察

(1)密切观察切口渗血及引流液的量、颜色、性状。

(2)严密观察切口皮肤有无红、肿、热、痛等感染征象及皮肤的湿度、温度、色泽等。

(3)正确判断植皮瓣愈合情况。

3.体位与活动

(1)取平卧位,帮助双腿外展并屈膝、膝下垫软枕,以减少腹股沟及外阴部张力，有利于切口愈合和减轻患者的不适感。

(2)鼓励并指导患者进行上半身及上肢活动，以防止压疮发生，活动时注意保持引流管通畅。

4.饮食和排便护理

术后 6 小时可进流质或少渣饮食，同时遵医嘱应用抑制排便药，如复方樟脑酊，每天 3 次，每次 3 mL，根据手术范围，尽量控制在外阴切口愈合后(手术 3～5 天)后排便。经检查外阴切口愈合良好，可排便前，遵医嘱予以液状石蜡 30 mL，每天 1 次，连服 3 天，使粪便软化。

5.外阴护理

保持外阴部清洁干燥，遵医嘱予药液擦洗会阴，每天 2 次。便后及时用温水清洁会阴，并按无菌操作更换切口敷料，重新包扎。

6.切口护理

术后第 2 天开始遵医嘱予红外线照射会阴部及腹股沟切口，每天 2 次，每次 20 分钟，以促进愈合。但要特别注意避免烫伤。

7.切口拆线

(1)外阴切口 5 天开始间断拆线。

(2)腹股沟切口 7～10 天拆线。

(3)阴阜部切口 7～10 天拆线。

三、放射治疗护理

放射治疗是外阴癌有效的辅助治疗手段。对身体不能耐受手术或无法手术治疗的患者可行放射治疗；术前放疗可减小肿瘤体积、降低肿瘤细胞活性、增加手术切除率及保留尿道和肛门括约肌功能。外阴癌以腔外放射治疗为主。

(一)一般护理

1.放疗前评估

放疗前评估患者血常规、生命体征、阴道流血、不适症状等，若体温超过 37.5 ℃，白细胞计数$<4.0\times10^{9}$/L，通知医师，并遵医嘱确定是否继续放疗。严格执行放射治疗方案，保证照射方式、部位、剂量准确且体位安全、舒适。

2.腔外照射皮肤护理

(1)保持照射野皮肤的清洁干燥，避免局部刺激，防止局部感染。

(2)不可在放射部位涂用含金属的药膏及氧化锌的胶布，也不可在局部进行注射等治疗。

(3)随时观察照射区皮肤颜色,结构及完整的变化。

3.日常生活护理

指导放疗患者治疗后静卧30分钟,以减轻放射反应,并鼓励多饮水,以促进毒素排泄。

4.健康指导

(1)告知患者及家属因放射线在破坏癌细胞的同时也会损伤正常组织细胞,故在治疗期间,要加强营养,注意休息,适当活动。

(2)保护照射区皮肤,避免感染,注意观察大小便情况,如有异常,及时通知医师。

(3)指导患者注意清洁卫生,预防感染。

(二)放射治疗并发症

1.近期反应(多发于放疗中或放疗后的3个月内)

(1)皮肤反应。①临床表现:放疗者常在照射后8～10天开始出现皮肤反应。轻度者表现为皮肤红斑,然后转为干性脱屑;中度者可出现水泡、溃烂或组织表层丧失;重度则表现为局部皮肤溃疡。②处理:可采用可的松软膏等减轻局部反应,并根据皮损程度认真做好皮肤护理。轻度反应者可在保护皮肤情况下继续放疗,而出现中度或重度放疗反应者应停止放疗。

(2)全身反应。①临床表现:表现为乏力、恶心、食欲缺乏等,合并化疗者全身反应较重。②处理:一般对症处理,可继续放疗。

(3)直肠反应。①临床表现:多发生在放疗开始2周后,表现为里急后重、腹泻、便血等。②处理:应给予高蛋白、高维生素的易消化饮食,用止泻药,严重者暂停放疗。

(4)膀胱反应。①临床表现:多发于术后,表现为尿路刺激征。②处理:应给予抗炎、止血治疗,严重者暂停放疗。

2.远期反应

如患者合并糖尿病、高血压或有盆腔疾病手术史,可能会增加远期并发症的发生率。

(1)放射性直肠炎、乙状结肠炎。①临床表现:多发于放疗后0.5～1年后,主要表现为腹泻、黏液便、里急后重等。②处理:以对症治疗为主,如出现梗阻、穿孔等需手术治疗。

(2)放射性膀胱炎。①临床表现:多发于放疗后1年,尿路刺激征明显。②处理:以保守治疗为主,抗炎、止血,行药物膀胱灌注。严重者需手术治疗。

(3)放射性小肠炎。①临床表现:主要表现为稀便、腹痛等。②处理:给予对症治疗,如出现梗阻、穿孔等需手术治疗。

(4)外阴、盆腔纤维化。①临床表现:严重者继发肾功能障碍、下肢水肿。②处理:可行中药活血化瘀治疗,若出现输尿管狭窄、梗阻需手术治疗。

四、出院指导

(1)遵医嘱服药,建议复查间隔为第1年,每1～3个月1次;第2、3年,每3～6个月1次;3年后,每年1次。

(2)外阴部有硬结、肿物,或出现瘙痒、疼痛、破溃、出血等异常情况应及时到医院就诊。

(3)平常休息时适当抬高下肢,如发现有下肢肿胀或疼痛时,及时就诊。

(4)出院康复期间发现患者身体有不适等异常情况,应随时来院就诊。

第七节 宫 颈 癌

宫颈癌是指发生在子宫阴道部及宫颈管的恶性肿瘤,好发于子宫颈口鳞状上皮和柱状上皮交界处,最常见的是鳞癌。原位癌高发年龄为30～35岁。浸润癌为50～55岁。确切病因尚未完全明了,可能与性行为、分娩次数及病毒感染等因素相关。转移途径主要为直接蔓延和淋巴转移,血行转移极少见。常见症状包括阴道流血、阴道排液,晚期症状有邻近组织器官及神经受累压迫症状及恶病质。早期患者以手术治疗为主,中晚期患者以放化疗为主,对不宜手术的早期患者也可采用放化疗。

一、一般护理

(一)执行护理常规

执行妇科一般护理常规。

(二)心理护理

应建立良好的护患关系,鼓励患者说出心理感受,给予心理支持。向患者介绍治疗概况和手术成功的病例,帮助患者增强信心和安全感,保持心情舒畅。

(三)饮食指导

宫颈癌出血的患者一般合并有不同程度的缺铁性贫血。鼓励患者摄入高蛋白、高维生素和含铁量丰富的食物,如瘦肉、肝、动物血、蛋黄、海带等。患者应忌烟酒,忌食辛辣食物。

(四)保持外阴清洁干燥预防感染

指导患者勤换内衣,使用消毒会阴垫,应保持局部清洁,预防感染。

(五)病情观察

(1)严密观察患者生命体征,评估阴道流血的性状、量、色、时间,若患者表现为面色苍白,出冷汗,血压下降甚至晕厥,应立即报告医师,及时进行阴道填塞压迫止血。

(2)如阴道出现血量多,出血速度快,应配合医师做好抢救工作,立即建立静脉通道。应用止血剂,必要时配血、输血等。

(3)嘱阴道流血患者卧床休息,注意保暖。

二、手术护理

根据临床分期、患者年龄、生育要求和全身情况,选择不同手术方式和手术途径。

(一)术前护理

根据手术方式和途径,执行妇科手术前护理常规。

(二)术后护理

1.执行护理常规

根据手术方式和途径,执行妇科手术后护理常规。

2.密切观察患者生命体征

密切观察患者生命体征及出入量,尤其是广泛子宫全切术等涉及范围广的手术患者,每15～30 分钟观察并记录 1 次,平稳后再改为每 4 小时观察 1 次。

3.保持引流管通畅

注意保持腹腔引流管及阴道引流通畅,严密观察引流液量、性状及颜色。按医嘱于术后 48～72 小时拔除引流管。

4.协助恢复膀胱功能

宫颈癌根治术患者手术范围广泛,对机体损伤较大,一般留置尿管 7～14 天,期间应指导患者做盆底肌肉锻炼。拔管前 3 天,每 2～3 小时定时间断开放尿管，以锻炼膀胱促进功能恢复；拔除尿管后1～2小时协助患者自行排尿，如不能自解应及时处理，必要时重新留置尿管。拔除尿管后4～6小时测残留尿量，若超过100 mL则需继续留置尿管，少于100 mL者每天测1次，2～4次均正常者说明膀胱功能已恢复。

5.健康指导

(1)术后3～6个月禁止性生活。

(2)出院后每个月到门诊复诊，连续3个月后，可按照宫颈癌的随访时间要求进行复诊。

三、放射治疗护理

放射治疗适用于宫颈癌部分ⅠB2期、ⅡA2期和ⅡB～Ⅳ期A期患者；全身情况不适宜手术的早期患者；宫颈大病灶的术前化疗；手术后辅助。早期病例以局部腔内照射为主，体外照射为辅；晚期以体外照射为主，腔内照射为辅。

(一)心理护理

治疗前让患者及家属充分了解放疗的目的，毒副作用及应对措施，消除其对疾病和治疗的恐惧紧张心理，介绍治愈病例，增强抗癌信心，使其主动配合治疗和护理。

(二)病情观察

密切观察患者生命体征及出入量。

(三)营养和饮食护理

宫颈癌放疗最易损伤的脏器是直肠，可出现不同程度的腹痛、腹泻等。患者最宜进行高蛋白、高维生素、少渣、低纤维饮食，避免吃易产气的食物，如糖、豆类、碳酸类饮料、忌辛辣、刺激性食物。

(四)预防感染

嘱患者注意休息，多饮水；保证充足睡眠，适当锻炼，保持乐观情绪，避免与感冒患者接触，注意天气变化，及时增减衣服。每周检查血常规。

(五)腔内照射的阴道护理

每天用冲洗液(如1∶5 000高锰酸钾溶液)冲洗1～2次；对大出血者禁冲洗。冲洗时动作要轻柔，冲洗压力不宜过高，温度要适宜，严格执行消毒隔离制度及无菌技术，防止交叉感染。

(六)并发症的观察及处理

(1)放疗一般并发症的观察及处理。

(2)阴道狭窄处理:行阴道冲洗半年,间隔 2~3 天或每周 1 次。必要时佩戴阴道模具,定期复查。鼓励放疗后 3 个月复查肿瘤治愈者开始性生活。

四、宫颈癌患者化疗护理

(1)按妇科一般护理常规护理。

(2)热情接待患者,做好患者的心理护理,鼓励患者树立战胜疾病的信心。正视现实,忍受暂时的痛苦,只有及时、足量、正规的化疗才能缩短病程,尽快治愈。

(3)做好健康宣教及生活护理:护士要向患者讲解化疗会出现哪些不良反应,化疗期间多摄入高蛋白、高维生素、易消化饮食,指导患者饮食前后漱口,软毛刷刷牙,经常擦身更衣,注意休息,保持充足睡眠。

(4)化疗前和疗程过半时,准确测量体重。

(5)严格三查八对,遵医嘱严格用药,保证剂量准确,避免药物的浪费。用药做到现用现配,严格遵守给药时间,速度和给药途径。

(6)保护血管,选择较粗直、可以固定的血管,避免使用有炎症、硬结、关节处、前臂内侧的血管,如发生渗漏应及时处理。建议化疗患者 PICC 置管、输液港置入。

(7)加强巡视,随时调整补液速度。注意患者主诉,观察用药后的不良反应。

(8)准确记录出入量,观察出入量是否平衡,及时补充液体。监测电解质水平,遵医嘱及时补充电解质。

(9)遵医嘱定期监测白细胞计数。监测血常规,若出现骨髓Ⅳ度抑制,需实施保护性隔离。

五、宫颈癌放化疗术后的出院指导

(1)指导患者保持良好心态,给予合理饮食,增加营养。

(2)嘱患者避免进行剧烈运动及重体力劳动,注意休息,适当活动。

(3)指导患者正确的阴道冲洗,保持会阴清洁,每天 1 次或隔天 1 次,坚持 2 年,防止阴道粘连。

(4)继续做好照射野皮肤的护理。

(5)做好性生活指导,宫颈癌患者在放疗后 3~6 个月可恢复性生活。告知患者出院随访的重要性及间隔时间。

骨科护理

第一节　骨科患者常见症状护理

一、疼痛

疼痛是个体经受或叙述有严重不适的感觉。可伴有痛苦表情、烦躁不安、活动受限或保护性体位。

(一)护理问题

1.化学刺激

炎症、创伤。

2.缺血、缺氧

创伤、局部受压。

3.机械性损伤

体位不当，组织受到牵拉。

4.温度不宜

热或冷。

5.心理因素

幻觉痛，紧张。

(二)护理目标

(1)患者疼痛的刺激因素被消除或减弱。

(2)患者痛感消失或减轻。

(三)护理措施

(1)观察记录疼痛性质、部位、起始和持续时间、发作规律、伴随症状及诱发因素，评估疼痛程度(用视觉模拟评分法或面部量表评分法)。

(2)减轻或消除疼痛的刺激因素:①当患处外固定过紧时,调整至能耐受的程度;②当患者咳嗽或深呼吸时,用手托住伤口或用枕头抵住伤口;③当伤口有炎症时,配合医师及时换药;④对需翻身的患者,妥善保护好伤肢和术肢,避免过度转动及对创面的直接压迫;⑤维持良好的姿势与体位,以减轻卧床过久引起的不适;⑥帮助患者保持身体凉爽舒适,去除刺激物;⑦当患者下床活动时,用吊带托起受伤或手术肢体。

(3)减轻或消除疼痛的方法:①用心理方法进行催眠与暗示,以分散注意力,减轻焦虑与不适。②生理方法如热敷、冷敷,治疗性的沐浴,以减轻症状。③遵医嘱使用镇痛药。④指导患者自控镇痛:患者自控镇痛是借助 PCA 仪,通过静脉或硬膜外腔途径给药而镇痛。常用药物是吗啡、芬太尼、丁哌卡因。术后患者一般使用 48~72 小时,镇痛效果较好。常见的不良反应有恶心、呕吐、皮肤瘙痒、尿潴留,最严重的不良反应是呼吸抑制。

由于骨科患者意外致伤多,存在不同程度的功能障碍,恢复时间较长,易发生焦虑等情绪障碍,而焦虑与疼痛程度及恢复程度存在线性关系。另外,疼痛与年龄、性别及文化背景也有关:年长者较年幼者能耐受疼痛;性格外向者较内向者对疼痛主诉多,反应较强烈;文化程度高者较低者对疼痛敏感且止痛要求高。因此,使用 PCA 仪时,要重视影响患者心理变化的因素,介绍 PCA 仪的基本知识,如防扭曲、脱出等;交代使用期间可能出现的不良反应,以增加安全感。值得注意的是:对尿潴留的患者需在撤除 PCA 仪 6~8 小时(即麻醉镇痛药在体内的作用消失后)后,才能拔除导尿管。

二、发热

发热是指由于致热原的作用使体温调定点上移而引起调节性体温升高。

(一)护理问题

1.体温调节中枢功能失调

颈部外伤、脊髓受伤或病变、中暑、脱水。

2.机体对手术创伤的反应

外科热。

3.感染

感染性疾病(结核、骨髓炎)、感染性伤口、切口感染等。

4.某些疾病

恶性肿瘤。

5.变态反应

输血、输液反应,药物疹,排斥反应。

(二)护理目标

(1)患者发热的相关因素消除。

(2)患者体温正常。

(三)护理措施

1.积极查明发热原因

配合医师积极查明发热原因,观察热型变化,以便有针对性地给予治疗。

2.减少体热产生及增加体热散失

(1)置空调房间,保持室温 18～22 ℃,湿度 50%～70%,且通风透气。

(2)温水或乙醇擦浴、冰敷、冰盐水灌肠。

(3)遵医嘱使用退热剂,必要时人工冬眠疗法。

采取降温措施 30 分钟后应复查体温,并继续观察其变化:>37.5 ℃,每天测 3 次;>38.5 ℃,每天测 4 次;>39 ℃,每天测 6 次。

3.减少发热对身体造成的影响

(1)高热时卧床休息,吸氧。

(2)给予清淡且易消化的高能量、富含维生素的流质或半流质饮食,保证营养及水分的摄入。

(3)保持口腔清洁,口唇干燥时涂液状石蜡或护唇油,以防口腔炎及口唇干裂。

(4)保持皮肤清洁:沐浴、擦浴、更衣、换床单,避免着凉,预防压疮。

三、便秘

便秘是指个体排便次数减少,粪便干硬,伴有排便费力。

(一)护理问题

(1)长期卧床,缺少活动。

(2)中枢神经系统引起排泄反应障碍,脊髓损伤或病变。

(3)肠蠕动反射障碍:①骨盆骨折;②谷类、蔬菜摄入不足;③轻泻剂使用时间过长。

(4)机械性障碍:①腹部、盆腔及横膈肌等肌肉软弱;②年老体弱,缺乏 B 族维生素,低钾。

(5)排便环境改变。

(6)液体摄入不足。

(7)摄入纤维素不足。

(8)正常排泄的解剖结构有机械性的障碍,如痔疮患者排便时疼痛与出血。

(9)心理因素:担心排便导致邻近会阴部的伤口影响(搬运后移位、出血、疼痛),担心床上排便污染房间空气而遭他人嫌弃或不愿给人添麻烦等而未能定时排便。

(二)护理目标

(1)患者便秘症状解除,不适感消失。

(2)患者已重建正常排便形态。

(3)患者身体清洁,感觉舒适。

(三)护理措施

1.重建正常排便形态

定时排便,注意便意,食用促进排泄的食物,摄取充足水分,进行力所能及的活动等。

(1)可于早餐前适当饮用较敏感的刺激物(如咖啡、茶、开水或柠檬汁等热饮料),以促进排便。

(2)在早餐后协助患者排便。因在饭后,尤其是早餐后,由于肠蠕动刺激而产生多次的胃结肠反射。

(3)给患者创造合适的环境(如用屏风或布帘遮挡)、充足的时间排便。

(4)利用腹部环状按摩协助排便。在左腹部按摩,可促进降结肠上端之粪便往下移动。

(5)轻压肛门部位促进排便。

(6)使用甘油栓塞肛,刺激肠壁引起排便反应并起局部润滑作用,以协助和养成定时排便的习惯。

(7)使用轻泻剂,如口服大黄碳酸氢钠(每次 3 g,每 6 小时 1 次,连服 3 次)以软化大便而排出秘结成团的“粪石”。该药还有一定的降温作用。因此,使用大黄碳酸氢钠治疗低热伴有粪石者有一举两得的疗效。

(8)告诉患者在排便时适当用力,以促进排便。协助进行增强腹部肌肉力量的锻炼。

(9)合理饮食:多食植物油,起润肠作用;选用富含植物纤维的食物,如粗粮、蔬菜、水果。这些不易被消化的植物纤维可增加食物残渣，刺激肠壁促进肠管蠕动，使粪便及时排出。每天饮水量>3 000 mL，可防止粪便干燥。主张少食多餐，以利于消化吸收，同时避免食用刺激性食物。

(10)协助医师积极为患者消除引起便秘的直接因素，如妥善处理骨盆骨折、痔疮局部用药等。

2.解除不适症状

肛门注入甘油灌肠剂 10～20 mL，临床证明对直肠型便秘效果尤佳。对便秘伴有肠胀气时，用肛管排气。在软化大便的前提下，油类保留灌肠。戴手套用手指挖出粪便，但应防止损伤直肠黏膜或导致痔疮出血。

3.维持身体清洁和舒适

大便后清洁肛门周围并洗手，更换污染床单，倾倒大便并开窗排除异味等。

四、躯体移动障碍

躯体移动障碍是指个体独立移动躯体的能力受限。其表现为不能有目的的移动躯体，强制性约束，包括机械性原因和医疗限制，如牵引、石膏固定等。

(一)护理问题

(1)骨折。

(2)治疗受限，如牵引、石膏固定等。

(3)神经受损。

(4)体力和耐力下降。

(5)意识障碍，如合并有脑外伤等。

(二)护理目标

(1)患者卧床期间生活需要得到满足。

(2)患者未出现或较少出现因缺少活动而发生的并发症。

(3)患者在帮助下可以进行局部活动。

(4)患者能独立或部分独立进行躯体活动。

(三)护理措施

(1)协助卧床患者洗漱、进食、排泄及进行个人卫生活动等。

(2)移动患者躯体时，动作稳、准、轻，以免加重肢体损伤。

(3)告诉患者疾病康复过程，如成年骨折一般 2 个月后愈合，使患者心中有数，增强自理信心，并逐渐增加自理能力。

(4)指导并鼓励患者做力所能及的自理活动,如瘫痪患者用吸管吮吸饮用水及漱口。

(5)指导并协助患者进行功能锻炼,预防关节僵硬或强直:制动的关节肌肉做"等长收缩"运动(关节在制止不动的状态下,做肌肉收缩活动),防止肌肉萎缩、软组织粘连。未制动的关节至少每天做 2 次活动,以防僵硬。活动方式如下。①肩关节:前屈、后伸、内收、外展、外旋、内旋等;②肘关节:前屈、后伸;③尺桡关节:旋前、旋后;④腕关节:背屈、掌伸、桡偏、尺偏;⑤髋关节:前屈、后伸、外展、内收、外旋、内旋;⑥膝关节:前屈、后伸、外旋、内旋;⑦踝关节:背屈、跖屈;⑧跗骨关节:足内翻、足外翻;⑨脊柱:前屈、后伸、左右侧屈。

(6)防止由于缺少活动引起的并发症。①视病情使用气垫床垫、气圈等抗压力材料,每 2~3 小时翻身并按摩骨突处,以防止压疮。②观察患肢有无受压及末梢血运情况,防止压迫性溃疡等异常情况发生。③每天按摩不能移动的肢体 2~3 次,以促进血液循环,防止血栓形成。④鼓励患者深呼吸和有效咳嗽,防止肺部感染。⑤进食充足的水分(每天>3 000 mL)和粗纤维食物,以防便秘。

(7)保持肢体于功能位,预防肢体畸形:首先应了解人体各大关节的功能位。肩关节:外展 45°、前屈 30°、外旋 15°。肘关节:屈曲 90°。腕关节:背屈 20°~30°、尺偏 5°~10°。髋关节:前屈15°~20°、外展 10°~20°、外旋 5°~10°。膝关节:屈曲 5°或伸直 180°。踝关节:背屈 90°。然后采取下述措施以预防肢体畸形的发生。①用支被架、预防垂足板、沙袋等防止足部受压,以保持踝关节功能位,每天按摩数次踝关节和足背、足趾,以预防足下垂畸形。②每天进行膝关节伸屈活动,以防止屈曲、挛缩畸形。③卧硬板床并进行伸髋锻炼,以预防屈髋畸形。④患者仰卧时,两臂离开躯干放置,以防肩关节内收;全臂用枕垫起,以防肩关节后伸;若病情允许,指导和协助患者自行梳头、扣后背纽扣、拉住床头栏杆向床头方向移动身体,以使臂膀外旋外展,从而避免肩内收畸形。

五、压疮

压疮是由于局部软组织持续受压、血流动力学改变,导致组织细胞缺血、缺氧、营养代谢障碍而发生变性、坏死的病理过程。

(一)护理问题

1.局部持续受压

瘫痪、牵引、石膏、大手术后不能自行变换体位。

2.皮肤感觉障碍

神经受损。

3.体液刺激

大小便、汗液、伤口渗出液等。

4.摩擦

床单不平整、有碎屑，移动患者拖、拉、推。

5.剪切力

半坐卧位＞30°且时间较长时。

6.皮肤营养不良

骨折合并糖尿病等。

7.恶病质

恶性肿瘤、结核、急性化脓性骨髓炎等。

8.皮肤脆弱

老人，小儿。

9.皮肤水肿

受伤后肢体肿胀，严重创伤后并发症（如肾衰竭时全身水肿）。

10.保暖措施使用不当

当体温不升、瘫痪患者使用热水袋时烫伤。

11.意识障碍

躁动时抓伤。

12.搔抓

当出现变态反应或皮肤切口在愈合过程中自行搔抓时损伤。

13.降温措施使用不当

冰敷时冻伤。

（二）护理目标

（1）患者未发生皮肤损伤。

（2）患者及家属熟知造成皮肤损伤的危险因素。

（3）患者及家属掌握皮肤自护方法。

（三）护理措施

1.预防压疮

原则是防止组织长时间受压，立足整体治疗；改善营养及血液循环状况；重视局部护理；加强观察，对发生压疮危险度高的患者不但要查看受压皮肤的颜色，而且要触摸质地。具体措施包括以下几点。

(1)采用 Braden 评分法来评估发生压疮的危险程度，评分值越小，说明器官功能越差，发生压疮的危险性越高。

(2)间歇性解除压迫：这是预防压疮的关键。①卧床患者每 2～3 个小时翻身 1 次，有条件的可使用特制的翻身床、气垫床垫、智能按摩床垫等专用器具。②对长期卧床或坐轮椅的患者，在骨隆突处使用衬垫、棉垫、气圈，有条件者可使用减压贴等，以减轻局部组织长期受压。③对使用夹板的患者需经常调整夹板位置、松紧度、衬垫等。若患者在夹板固定后出现与骨折疼痛性质不一样的持续疼痛，则有可能形成了压疮，应立即报告医师给予松解、调整固定以解除局部受压。④对使用石膏的患者，要勤翻身，预防压疮。⑤减少摩擦力和剪切力。半坐卧位时，可在足底部放一坚实的木垫，并屈髋 30°，臀下衬垫软枕，防止身体下滑移动而产生摩擦，损害皮肤角质层；搬动患者时避免拖、拉、推等；平卧位抬高床头一般不高于 30°，以防剪切力的作用。

(3)保持皮肤清洁和完整：①每天用温水擦浴 2 次，以保持皮肤清洁；抹洗擦干皮肤后外敷“肤疾散”或痱子粉以润滑皮肤；对瘫痪肢体与部位勿用刺激性强的清洁剂且勿用力擦拭，防止损伤皮肤。②对易出汗部位(腋窝、腘窝、腹股沟部)随时擦拭，出汗多的部位不宜用肤疾散等粉剂，以免堵塞毛孔。③及时用温水擦拭被大小便、伤口渗出液污染的皮肤。当大便失禁时，每次擦拭后涂鞣酸软膏，以防肛门周围皮肤糜烂。小便失禁时，女患者用吸水性能良好的“尿不湿”，男患者用男性接尿器外接引流管引流尿液，阴囊处可用肤疾散或痱子粉保持干爽，避免会阴部皮肤长期被尿液浸渍而溃烂。

(4)正确实施按摩：①变换患者体位后，对受压部位辅以按摩，尤其是骶尾部、肩胛区、髂嵴、股骨大转子、内踝、外踝、足跟及肘部；②对于病情极严重、骨折极不稳定(如严重的颈椎骨折合并脱位)、大手术后当天的患者，翻身可能促使病情恶化、加重损伤，需对骨突受压处按摩，以改善局部血液循环；③按摩手法：用大、小鱼际肌，力量由轻—重—轻，每个部位按摩 5～10 分钟，每 2～3 小时按摩 1 次；④按摩时可使用药物，如 10%樟脑乙醇或 50%红花乙醇，以促进局部血液循环；⑤若受压软组织变红，不宜进行按摩。因软组织受压变红是正常的保护性反应，解除压力后一般 30～40 分钟褪色；若持续发红，则提示软组织已损伤，按摩必将加重损伤。

(5)加强营养：补充丰富蛋白质、足够热量、维生素 C 和维生素 A 及矿物质等。

2.压疮的处理

(1)红斑期:局部淤血、组织呈轻度硬结。应立即解除压迫,并用红外线照射,冷光紫外线照射,避免局部摩擦而致皮肤破溃。

(2)水疱期:表皮水疱形成或脱落,皮下组织肿胀、硬结明显。应在无菌条件下,用注射器抽出疱内渗液后,涂2%碘酊或0.5%碘伏。破溃处也可用红外线、烤灯配合理疗。一般不主张涂以甲紫。

(3)溃疡期:溃疡可局限于皮肤全层或深入筋膜、肌肉,甚至侵犯滑膜、关节、骨组织。必须进行创面换药,范围大者需采用外科手术(如肌瓣移植术)进行治疗。换药可清除坏死组织,取分泌物做培养和药敏试验,局部使用抗生素和营养药。过去普遍认为创面干爽、清洁有利于愈合。目前则提出湿润疗法,认为在无菌条件下,湿润有利于创面上皮细胞形成,促进肉芽组织生长和创面的愈合。也有学者主张采用封闭性敷料,认为缺氧可以刺激上皮的毛细血管生长和再生,有利于形成健康的肉芽组织,促进上皮的再形成。总之,各种处理方法有优点也有局限性,须权衡利弊,根据实际情况酌用,尤其是深部溃疡时,应慎重对待。

六、休克

休克是机体遭受强烈刺激引起的以微循环障碍为主的急性循环功能不全。常由大量出血、严重创伤、外科大手术、失水、烧伤、严重感染、变态反应及某些药物的毒性反应等原因引起。根据发病原因,休克分为感染性休克、失血和失液性休克、心源性休克、变应性休克等。

(一)护理问题

(1)开放性损伤。

(2)闭合性损伤。

(3)手术切口渗血。

(二)护理目标

(1)有可能失血过多的患者能得到监测。

(2)患者一旦休克能得到及时处理。

(三)护理措施

1.估计失血量

成人骨盆骨折失血量为500～5 000 mL,股骨干骨折为300～2 000 mL,小腿骨折为100～1 000 mL,肱骨骨折为100～800 mL,前臂骨折为50～400 mL。

2.妥善固定骨折部位

减少搬动,以免损伤加重而增加出血量和疼痛,从而导致休克或使休克加重。

3.了解手术情况

尤其是术中失血量;严密观察伤口渗血(敷料)及引流量。

4.病情观察

严密监测骨折和手术患者体温、脉搏、呼吸、血压、面色、神志、尿量,并进行血红蛋白、红细胞及血细胞比容的追踪检测,以便及早发现休克代偿期并进行处理,即进行预见性护理。

5.休克时的处理

(1)迅速建立有效静脉通路,遵医嘱扩容输血、右旋糖酐-40、输液等,先输晶体液和成分输血;高流量吸氧。

(2)在扩容治疗同时果断采取止血措施:表浅伤口使用沙袋或敷料压迫止血;四肢动脉出血则上止血带;活动性出血点使用止血钳钳夹;遵医嘱使用止血药物,如巴曲酶、PAMBA、EACA、维生素K等。

(3)对开放性损伤、骨折合并有内出血的患者,在扩容、止血的同时积极完善术前准备,进行手术止血。

七、肢体血液循环障碍

肢体血液循环障碍是指肢体组织细胞无法获得足够的血液供应,造成明显的或潜在的功能损害。

(一)护理问题

(1)骨折。

(2)外伤:如骨筋膜室综合征。

(3)血管损伤。

(4)局部受压。

(二)护理目标

(1)四肢损伤、手术患者肢体血液循环得到重点观察。

(2)患者一旦出现血液循环障碍能得到及时处理。

(三)护理措施

1.密切观察

对四肢损伤、手术患者进行床头交接班。密切观察肢端颜色、温度、毛细血管回流反应、脉搏、疼痛性质及有无被动牵拉指(趾痛等),发现异常及时报告医师。

2.采用预防性措施,避免血液循环障碍

(1)受伤、手术肢体局部制动,避免继发出血或加重损伤。

(2)抬高患肢、术肢15°～30°,以利静脉血及淋巴液回流,减轻疼痛和肿胀。

(3)主动询问患者伤肢、术肢的感受,并仔细检查有无血液循环障碍迹象,及时调整外固定或伤口敷料的松紧度。切忌未检查肢体血液循环状况,盲目给予止痛剂而掩盖病情。

(4)对于术后使用自控镇痛装置的患者,应观察肢体的运动功能,尤其是脊柱手术后患者应观察双下肢活动状况,严防术后并发症被掩盖而错失补救时机。研究发现,自控镇痛装置能抑制痛觉,但对运动功能无明显影响。

3.及时处理肢体血液循环障碍

处理措施:①迅速解除外固定及敷料;②必要时协助医师做好紧急手术探查准备;③对缺血肢体,禁止做按摩、热敷,防止增加局部代谢而加重组织缺血。

八、尿潴留

尿潴留是指膀胱胀满而不能自动排出的状态。

(一)护理问题

(1)脊髓损伤,神经反射中断。

(2)液体量摄入不足。

(二)护理目标

(1)患者尿液能引出体外。

(2)小便无意识的流出能得到控制,且皮肤无糜烂,患者身体及床上用物无异味。

(3)患者及家属了解重建排泄形态的知识。

(4)患者已重建或逐步重建排泄形态。

(5)患者无相应并发症,如泌尿系统感染、挛缩型膀胱等。

(三)护理措施

(1)对心理因素导致的尿潴留患者给予暗示,以放松肌肉,并创造排尿环境,消除顾虑。

(2)对行麻醉术后或不习惯卧床排便等功能性尿潴留的患者,采用甘油灌肠剂 10～20 mL 肛门塞入法可助排尿。其机制是肛门括约肌和膀胱括约肌在内的协同作用。

(3)按摩具体方法:操作者手置于患者下腹部膀胱膨隆处,向左右轻轻按摩 10～20 次,促进腹肌松弛。然后一手掌自膀胱底部向下推移按压,另一手以全掌压关元、中极两穴位,以促排尿。注意用力要均匀,由轻而重,逐渐加大压力,切忌用力过猛而损伤膀胱。当持续 1 分钟后,尿液即可排出,但仍不能松手,直至尿液排空。若患者膀胱高度膨胀,病情严重时,首次排尿不得超过 1 000 mL,以免由于腹压突然降低引起虚脱,或因膀胱内压力突然降低而引起膀胱黏膜急剧充血导致血尿。年老体弱及有高血压病史的患者慎用按摩法排尿。

(4)针刺中极、三阴交等穴,以促排尿。

(5)上述措施无效或尿潴留是由梗阻引起的,则选用导尿术,必要时留置导尿管。对于留置导尿管的患者使用气囊导尿管,插管见尿后,再插入 3～4 cm,必须确认尿管之气囊进入膀胱后才能注入生理盐水 10～30 mL 以固定;在拔管前应先抽出生理盐水,再拔管,以免损伤尿道和前列腺致大出血。在带教实习生时尤其应该交代上述要求;对患者及家属也应进行宣教,以免患者因插管不适时自行违规拔管。至于留置导尿管的引流袋,尽量使用抗反流袋且每周更换 1～2 次,并保持会阴部清洁,消毒尿道口及尿管近端 10 cm 处,每天 2 次,以防感染。

第二节　骨科常用护理技术

一、关节腔灌洗

关节腔灌洗是目前治疗化脓性关节炎最重要的方法。它是在关节部位经穿刺套管插入或切开关节囊,在关节腔内留置 2 根塑料管或硅胶管,用缝线将它们固定于穿刺孔皮缘或切口,其中 1 根为灌注管,另 1 根为引流管且连接负压吸引装置,通过连续滴入抗菌药液达到直接杀灭细菌、控制感染、充分引流的目的,以减轻中毒症状,使肿胀关节得到有效的减压,避免骨骺或骨干血运障碍,保护关节软骨,防止关节粘连。

(一)适应证

表浅的大关节(膝关节、肩关节)、较深的大关节(髋关节)有积脓时。

(二)操作前准备

灌洗液(生理盐水、庆大霉素等),负压吸引装置(吸引管、玻璃接头、负压引流瓶),一次性输血器、输液架。

(三)操作步骤

(1)向患者解释灌洗目的、配合方法。

(2)将一次性输血器插入灌洗液瓶中并悬挂于床旁输液架上备用。

(3)暴露灌洗部位,将输血器接灌注管,吸引管接引流管及负压引流瓶,调节滴速。

(4)整理床单位,料理用物。记录灌洗开始时间、滴速,引流液性质。

(四)护理注意事项

1.观察关节腔引流情况

观察引流物的量、颜色、性质以及管道是否通畅。若引流量小于灌洗量,则提示引流不畅。应先查看关节局部肿胀程度,是否有渗液;然后检查引流管及吸引管是否受压、扭曲、折叠、脱出。常见故障原因、处理与预防如下。

(1)灌洗液大量积聚于关节腔及其周围组织内:由于负压引流装置不严密而漏气致负压小或无负压,出现明显的局部肿胀。应仔细检查连接口是否严密,必要时更换引流装置。

(2)灌入液由切口渗出或漏出:由于引流不畅,关节腔内液体压力大而外溢,若关节腔内引流管剪的侧孔过多或过于分散,在皮肤上的出入口缝合不紧密则更易发生。一旦出现外溢,可减慢灌入速度,维持引流管通畅,及时更换包扎之敷料及被污染的用物,防止皮肤浸渍而破损。

(3)引流管滑脱:由引流管固定不牢或外露部分过短所致。管道脱落时,应协助医师按无菌技术操作原则重新置入;在移动患者时,应妥善固定引流管,防止脱出;吸引管在床边应留有适当长度。

2.预防引流管堵塞

引流管堵塞多由血块、脓栓所致。可用 20～50 mL 注射器在无菌条件下从引流管处进行抽吸,加压逆行冲洗;但禁止挤压引流管,防止引流液逆流入关节腔内。预防措施如下。

(1)灌洗液进入管可采用输血管,以保证液体进入速度,达到快速灌洗的目的;引流管内径＞1 cm,以利引流。

(2)术后 24 小时灌入速度要快,每隔 1 小时使灌入液似流水样灌入 5 分钟;

灌入量要足,可达 25 L/d。因术后早期关节内脓液、坏死脱落组织较多,易使管道阻塞,必须快速、足量灌洗,以后每天递减 10 L。3 天后维持量为 5 L,且每 2 小时快速灌入 2 分钟。7 天后维持量为 3 L,每4 小时快速灌入约 2 分钟。间歇快速灌洗既可避免关节内脓血、脱落坏死组织或残渣在引流管内沉积堵管,又可使关节囊得到间断的膨胀,防止关节粘连。

3.灌洗液配制和使用

(1)灌洗液配制:快速灌洗使用生理盐水;维持灌洗则为每 500 mL 生理盐水加入庆大霉素 8 万 U。

(2)灌洗液使用:即内含抗生素的药液慢滴,以利药物在局部的吸收。

4.拔管时间

持续灌洗 7~14 天至引流液清亮、3 次培养阴性,则停止灌洗。但引流管仍继续引流数日至无引流液引出、局部症状和体征消退,拔管。

二、骨髓腔灌洗

骨髓腔灌洗是目前急性血源性骨髓炎有效的治疗方法。急性骨髓炎病灶清除术中根据病灶及其髓腔大小,选用长为 60~90 cm、内径为 0.3~0.4 cm 的硅胶管或塑料管 2 根,分别作为灌注管及引流管,对病灶范围大而深者可用 4 根(2 套)管;置在骨髓腔的一端与骨髓腔等长的引流管剪 4~6 个侧孔,将灌注管自骨髓腔一端经肌肉、筋膜、皮下,在距切口缘 3~5 cm 处斜行穿出皮肤,并将其牢靠地固定在皮肤戳口缘。依同样方法将引流管自骨髓腔另端引至切口外,通过滴入大量抗菌药液,达到直接杀灭细菌,局部冲洗,引流脓液,减轻毒血症状的目的。

(一)适应证

急性骨髓炎经抗生素治疗后 48~72 小时仍不能控制局部症状;小儿患者则在病灶清除后以求消灭无效腔。

(二)操作前准备

参见“关节腔灌洗”相关内容。

(三)操作步骤

参见“关节腔灌洗”相关内容。

(四)护理注意事项

除参见“关节腔灌洗”相关内容外,还应注意以下几点。

(1)灌洗量较关节腔灌洗量稍小。

(2)拔管时间:持续灌洗 7 天后如体温正常、局部无炎性反应、引流液清亮且连续 3 次培养阴性。

三、直肠栓剂插入法

直肠栓剂插入法是药物使用途径之一。即用一种圆锥形或椭圆形栓剂插入直肠,借体温使其渐渐溶解,以提高药物吸收效果。在骨科,常使用甘油灌肠剂(开塞露)栓剂插入直肠,以解除便秘。

(一)适应证

直肠型便秘。

(二)禁忌证

直肠、肛门疾患,大便失禁。

(三)操作前准备

清洁手套 1 副,待用栓剂(如甘油灌肠剂 10～20 mL),卫生纸,便盆。

(四)操作步骤

(1)向患者解释治疗目的、配合方法。

(2)患者取侧卧位,屈髋、屈膝,或平卧位且双下肢外展屈髋、屈膝。

(3)将甘油灌肠剂尖端剪一小口且修剪整齐,挤出少许润滑尖端。操作者一手戴手套,另一手用卫生纸固定臀部,手指拨开肛门附近皮肤,戴手套的手用拇指及示指捏住栓剂,插入肛门,溶液全部挤入肛门内。嘱患者再转为仰卧,并置便盆于臀下,保留 5 分钟后撤去栓剂药壳。

(4)帮助患者排便,清洁会阴部,整理床单位。

(5)记录给药剂量、时间、效果。

(五)护理注意事项

(1)栓剂插入过程中,应避免过度暴露患者。嘱患者尽量放松如张口呼吸,以防肛管括约肌收缩过紧致栓剂插入困难或损伤黏膜。

(2)插入栓剂后嘱患者保持卧位 15 分钟,确保药物吸收,防止漏出。

(3)根据便秘持续时间与症状确定甘油灌肠剂剂量,若为“粪结石”患者,则需先软化大便(如口服大黄碳酸氢钠),然后使用栓剂,方能解除便秘。

(4)对便秘合并有痔疮者,应充分润滑尖端,缓慢插入,以免痔疮出血。

四、移动和搬运患者

骨科大多数患者需要定时更换体位，以使身体的各部分肌肉轮流承受身体的重力，维持肌肉的弹性，并减少压疮等并发症的发生。对于不能自行移动的患者需要进行各种检查、治疗及户外活动时，必须采用轮椅、平车、担架等协助患者移动，进行搬运。护士必须掌握移动和搬运患者的方法，以避免或减轻患者的不适，预防损伤。

（一）翻身侧卧法

此法可使卧床患者身体各部肌肉轮换承受身体的重量，减少压疮、坠积性肺炎及关节畸形等并发症的发生，使患者舒适，便于治疗和护理。

1.操作前准备

(1)评估患者的病情及治疗需求。

(2)评估患者的体重、肢体活动及皮肤情况。

2.操作步骤

(1)1 人扶助患者翻身侧卧法：①向患者解释翻身目的，以取得配合。②患者仰卧，两手置于胸腹部，先将患者肩部和臀部移近近侧床缘，两腿屈曲。③操作者一手扶其肩，一手扶其臀部，将患者轻轻推向对侧，使其背向操作者，然后用软枕将患者的背部和肢体垫好。

(2)2 人扶助患者翻身法：①向患者解释及时翻身的目的，以取得配合。②患者仰卧，两手置于胸腹部，两膝屈曲。③操作者甲、乙两人站立于同一侧床缘，甲将双手分别伸入患者肩、胸后面，托住肩和胸背部；乙用同法托住腰和臀部。两人同时将患者平抬移近自己，然后轻推，使患者翻转向对侧，背向操作者，最后按侧卧位操作。

3.注意事项

(1)若患者身上带有各种导管，应将导管妥善固定并托住一起翻身，翻身后应检查导管是否扭曲、受压。

(2)若伤口敷料已脱落或已被分泌物浸湿，应先换药后翻身。若伤口较大，翻身时应将伤口置于适当位置，以防受压。

(3)翻身间隔的时间，应视病情及局部皮肤受压情况而定。皮肤有红肿或破损时，应增加翻身次数，并做好床旁交接班。

(4)牵引患者翻身时，不可放松牵引而需用手托住牵引装置。

(5)翻身后保持患者于舒适卧位；必要时，将床栏升高，以确保安全。

(二)移向床头法

此法是指协助已滑向床尾不能自行移动的患者移向床头,使患者卧位舒适的一种护理方法。

1.操作前准备

(1)评估患者身体下移的原因及需向床头移动的距离。

(2)患者躯体活动的情况,有无石膏或夹板固定,是否能协助完成上移。

2.操作步骤

(1)1 人扶助患者移向床头法:①向患者解释移动的目的,以取得配合。②放平患者床头、床尾支架,取仰卧屈膝位,将软枕横立于床头。③操作者一手伸入患者肩下,另一手伸入其臀下,在托起的同时嘱患者双手握住床头栏杆,两足蹬床面,同时向上移动,然后放回软枕,按需要摇起床头、床尾支架。④整理好床单位,保持床单平坦、无皱褶。⑤对于不能用手和足协助完成上移的患者,可采用下述方法:上移时,首先移动其腿部(如果将患者往下移,首先应移动头部和肩部)。将患者的腿斜移向床头;将患者的臀部斜移向床头;操作者将近床头侧的手臂支持住患者的头,并将手伸至患者对侧的肩膀下,抱住患者的肩膀,将其头、肩部及胸部斜移向床头;将患者旁边的床栏杆架起;在床的另一侧重复这种斜移,分段移动患者,直至达到预定的位置;整理床单位。

(2)2 人协助患者移向床头法:①向患者解释移动的目的,以取得配合。②放平患者床头、床尾支架,取仰卧屈膝位,将软枕横立于床头。③操作者甲、乙 2 人分别在床的两侧,对称地托住患者的肩部和臀部。2 人同时行动,协调地将患者平抬移向床头。亦可甲托住肩及腰部,乙托住背及臀部,同时平抬患者移向床头。④放回软枕,整理床铺,协助患者取舒适卧位。

3.注意事项

(1)对有石膏或夹板固定的患者,应妥善保护患肢。

(2)脊柱受伤或手术患者必须由 2 人或 2 人以上协助移动。

(3)有条件者可充分利用病床上吊架,让患者双手抓住吊架协助移向床头,以节省人力。

(三)移向床边法

此法是将患者移至床边以便注射或治疗时易于接近患者的方法。

1.操作前准备

评估患者的体重及病情,确定需几人完成移动。

2.操作步骤

(1)1 人扶助患者移向床边法:此法可采用“1 人扶助患者移向床头法”中的分段移动患者身体的方法。

(2)2 人扶助患者移向床边法:①甲、乙两位操作者站在床的同一侧,先将双腿移至操作者侧的床边。②操作者的双手成杯状,靠近患者头侧的甲一手置入患者的颈下抱住头、颈部,另一手置入其腰下;乙一手置入患者的臀下,另一手置入其大腿下。两人同时动作,将患者轻轻平抬,移至床旁。

(3)3 人扶助患者移向床边法:①甲、乙、丙 3 人站在床的同一侧,甲托住患者的头、颈、肩及胸部,乙托住患者的臀部,丙托住患者的大腿及小腿部,3 人同时动作,将患者轻轻平抬,移至床旁。②协助患者取舒适体位,整理床单位。

3.注意事项

(1)当患者体重较重,由 1 位操作者完成较困难时,应由 2 人协助完成,这样可以比较平稳地移动患者。

(2)当患者的脊柱必须维持平直或移动骨折固定的患者时,应由 3 人协助完成。

(3)有条件者,可充分利用病床吊架,让患者双手抓住吊架;或利用病床的护栏,让患者抓住一侧护栏,协助移向床边,以节省人力。

(四)轮椅运送法

此法是用来运送不能行走的患者做各种检查、治疗或进行室外活动的一种方法。

1.操作前准备

(1)评估患者的病情、躯体活动能力等。

(2)根据季节备毛毯、别针等。

2.操作步骤

(1)将轮椅推至床旁,使椅背与床尾平齐,面向床头,将闸制动,防止滑脱跌伤。

(2)天冷时,将毛毯单层的两边平均地直铺在轮椅上,使毛毯上端高过患者颈部 15 cm。

(3)患者坐起,穿鞋下地。

(4)操作者站在轮椅背后,用两手臂压住椅背,一足踏住椅背下面的横档,以固定轮椅,不使其前倾。嘱患者扶着轮椅的扶手,身体置于椅座中部,抬头向后靠坐稳。不可前倾、自行站起或下轮椅等,以免摔倒。对身体不能保持平衡者,应系安全带,避免因不平衡而发生意外。

(5)对于不能自行下床需要扶助的患者,可扶至床边并帮助其坐起,慢慢进行位置的改变,以免头晕。同时支持其肩和腿至床边直至足触及地板,穿好衣服和鞋。操作者面向患者,使患者的手放于操作者肩部或椅子扶手上,操作者将手置于患者腋下,拇指在前并向上,在跨入椅子时让患者休息片刻,然后患者的背转向椅子,置患者于椅边并帮助坐进椅子。

(6)将毛毯上端的边向外翻折 10 cm,围在患者颈部,用别针固定。同时用毛毯围着两臂,做成两个袖筒,分别用别针固定在胸部,围好上身,脱鞋后用毛毯将双下肢和两足包裹。

(7)患者如有下肢水肿、溃疡或关节疼痛,可将足踏板抬起,垫以软枕,搁起双足。

(8)整理床单位。

3.注意事项

(1)在推动过程中,应随时注意观察患者的面色和脉搏,有无疲劳及头晕等不适。推轮椅下坡时速度应减慢,患者的头及背应向后靠并抓紧扶手,以免发生意外。

(2)鼓励患者参与搬运,以维持及增强其肌张力。

(五)平车运送法

此法是用于运送不能起床的患者做各种特殊检查、治疗或转运病室的方法。

1.操作前准备

(1)根据患者的体重及病情选择需几人进行搬运。

(2)骨折患者应有木板垫于车上,并将骨折部分固定稳妥。

(3)平车上置以被单和橡胶单包好的垫子和软枕,带套的毛毯或棉被。

2.操作步骤

(1)挪动法:①向患者解释移动目的,以取得合作。②移开床旁桌、椅,松开盖被,将平车推至床边。③协助患者将上半身、臀部、下肢依次向平车挪动,此时操作者应在旁抵住平车,防止车身移动。下车回床时,应先帮助其移动下肢,再移动上肢。④协助患者躺好,用被单及盖被包裹患者,先盖足部,然后两侧,露出头部,上层边缘向内折叠,使整齐美观。⑤整理床单位。

(2)1 人搬运法:①向患者做好解释,以取得配合。②移开床旁椅至对侧床尾,推平车至患者床尾,使平车头端与床尾成钝角。③松开盖被,协助患者穿好衣服。④操作者一臂自患者腋下置入对侧肩部,一臂在同侧置入其大腿下,面部偏向一侧;患者双臂交叉于操作者颈后并双手用力握住操作者。然后操作者抱起患者,移步轻轻放在平车上,盖好盖被。⑤整理患者床单位。

(3)2 人搬运法:①向患者做好解释,以取得配合。②移开床旁椅至对侧床尾,推平车至患者床尾,使平车头端与床尾成钝角。③松开盖被,协助患者穿好衣服。④操作者甲、乙 2 人站在床边,将患者上肢交叉于自己胸前。⑤将患者移至床边,甲一手抬起患者头、颈、肩部,一手抬起其腰部;乙一手抬起患者臀部,一手抬起其膝部。2 人同时抬起,使患者身体稍向一侧倾斜,并移步轻轻将患者放在平车上,盖好盖被。⑥整理床单位。

(4)3 人搬运法:①向患者做好解释,以取得配合。②移开床旁椅至对侧床尾,推平车至患者床尾,使平车头端与床尾成钝角。③松开盖被,协助患者穿好衣服。④将患者移至床边,甲托住患者的头、颈、肩及胸部;乙托住患者的背、腰和臀部;丙托住患者的膝及足部。3 人同时抬起,使患者身体稍向一侧倾斜,同时移步轻轻将患者放在平车上,盖好盖被。⑤整理床单位。

(5)4 人搬运法(帆布兜法):①向患者做好解释,以取得配合。②移开床旁椅至对侧床尾,推平车至患者床尾,使平车头端与床尾成钝角。③松开盖被,协助患者穿好衣服。④在患者腰、臀下铺帆布兜或中单(中单的质量一定要能承受住患者的体重)。⑤操作者甲、乙分别站于病床首、尾端,分别抬起患者的头、颈、肩部及双腿;丙、丁分别站于病床及平车两侧,紧紧抓住帆布兜或中单四个角,四人同时抬起,将患者轻轻放在平车中央,盖好盖被。⑥整理床单位。

3.注意事项

(1)根据患者病情采用恰当的平车运送法:①挪动法适用于能在床上配合动作者。②1 人搬运法适用于病情允许、体重较轻者。③2 人、3 人搬运法适用于病情较轻,自己不能活动但体重较重者。④4 人搬运法适用于颈椎、腰椎骨折患者或病情较重的患者。

(2)搬运时轻、稳、准,协调、安全、舒适,两人以上人员搬运时动作要一致。对于烦躁不安或神志不清的患者,需有医护人员在旁守护,以防意外。

(3)搬运过程中观察病情有无变化。

(4)患者在平车上,应卧于平车中央,以防碰撞。推车行走时不可过快,上下坡时患者的头部应在高处一端,以减少不适。推车进门时,应先将门打开,以免撞门或墙,引起振动,使患者不适或损坏车物。

(5)如有输液而车上无输液架时,需由专人高举输液瓶,并注意观察穿刺部位,防止针头凝血或脱出。

(6)将患者从床上移至平车时,也可利用床上吊架和护栏协助移动,以节省人力。有条件者,还可借助搬运患者过渡板(滑板)协助患者上、下平车,但病床与平车高度需一致。

(六)担架搬运法

此法在运送不能起床特别是在急救过程中的患者做检查、治疗时使用。

1.操作前准备

担架1副(通常使用帆布担架,如现场急救缺少担架的情况下,可使用门板等代用品),所有结构须牢固,尤其简易担架更应牢固、可靠,以免在转运途中发生断裂,造成患者损伤。而且担架上须铺有软垫(但不宜很厚),避免担架板、绳索等损伤患者皮肤。其他用品同平车运送法。

2.操作步骤

(1)3人搬运法:①向患者解释搬运目的,以取得合作。②操作者位于同一侧,甲一手托起患者的头、颈、肩部,一手托起患者的腰部;乙、丙分别托起患者的臀部和双下肢。清醒患者嘱其用双手环抱搬运者甲的颈部,3人同时用力,将患者轻轻抬起慢慢放于担架上。③患者以平卧位为宜,注意四肢不可靠近担架边缘,以免途中碰撞造成损伤,盖好盖被。④合并有颅脑损伤、颌面部外伤及昏迷的患者应将头转向一侧,以保持呼吸道通畅,防止因舌后坠堵塞呼吸道,或分泌物、呕吐物吸入气管而引起窒息。

(2)滚动搬运法:①将患者四肢伸直,并拢,将担架放置于患者身旁。②操作者位于患者同一侧,甲扶持患者的头、颈及胸部,乙扶持患者的腰及臀部,丙扶持患者的双下肢,3人同时像卷地毯或滚圆木样使患者成一整体向担架滚动。③使患者位于担架的中央,以保证安全,并盖好盖被。④尽量使用硬板担架,采用仰卧位,受伤的胸腰椎下方垫一约10 cm厚的小枕或衣物。如为帆布担架,应让患者俯卧,使脊柱伸直。

(3)平托搬运法:①操作者站在患者的同一侧,将担架移至患者身旁。②由1人托起患者的头、颈部,另外2人分别托住患者的胸、腰、臀及上下肢,搬运者将患者平托起,一定要保持头部处于中立位,并沿身体纵轴向上略加牵引颈部,或由患者自己用双手托起头部,缓慢转移至担架上。③患者应采取仰卧位,并在颈下垫相应高的小枕或衣物,保持头颈中立位。头颈两侧应用衣物或沙袋加以固定,防止头颈部左右旋转活动。

3.注意事项

(1)根据伤情采用合适的担架搬运法:①滚动搬运法适用于胸椎、腰椎损伤者，且无论患者是处于仰卧或俯卧位，操作者应尽可能不变动患者原来的位置；②平托搬运法应由3人以上人员参加。对怀疑有颈椎损伤的患者在搬运时应特别注意，如果搬运不当，可能导致患者脊髓损伤而发生高位截瘫，甚至短时间内死亡。

(2)在运送过程中，应注意患者的病情变化，如有不适和其他异常，应采取相应的救治措施。

第三节　锁骨骨折

锁骨骨折是常见的骨折之一，占全身骨折的6%左右，见于青少年及儿童。

一、病因及分类

锁骨骨折好发于锁骨中外1/3处，多由间接暴力引起，如跌倒时手掌及肘部着地，传导暴力冲击锁骨发生骨折，多为横行或短斜行骨折。直接暴力亦可以从前方或上方作用于锁骨发生横断形或粉碎性骨折，幼儿多为青枝骨折。

完全性骨折后，近骨折端因受胸锁乳突肌的牵拉而向上、向后移位。远骨折端因肢体重量作用向下移位，又因胸大肌、胸小肌、斜方肌、背阔肌的作用向前、向内移位而致断端重叠。

二、临床表现及诊断

(一)临床表现

有外伤史，伤后肩锁部疼痛，肩关节活动受限。因锁骨全长位于皮下，骨折后局部有明显肿胀、畸形、压痛，扪诊可摸到移位的骨折端。其典型体征是痛苦表情、头偏向患侧使胸锁乳突肌松弛而减轻疼痛，同时健侧手支托患肢肘部以减轻因上肢重量牵拉所引起的疼痛。

(二)诊断

婴幼儿不能诉说外伤经过和疼痛部位，多为青枝骨折。当局部畸形及肿胀不明显、但活动患肢及压迫锁骨患儿啼哭叫痛时，应考虑有锁骨骨折的可能，必要时拍摄锁骨正位X线以协助诊断。

诊断骨折的同时，还应检查有无锁骨下动脉、静脉及臂丛神经的损伤，是否合并有气胸。

三、治疗

（一）幼儿青枝骨折

幼儿青枝骨折可仅用三角巾悬吊3周。

（二）有移位的锁骨骨折

有移位的锁骨骨折可行手法复位后以“8”字形绷带固定4周。复位时，患者取坐位，双手叉腰，挺胸，双肩后伸以使两骨折端接近，术者此时可复位骨折。然后，在双侧腋窝用棉垫保护后以宽绷带做X形固定双肩，经固定后要密切观察有无血管、神经压迫症状，卧床时应取仰卧位，在肩胛区垫枕使两肩后伸。

（三）切开复位内固定

对开放性骨折或合并血管神经损伤者可行内固定。血管损伤者以及不愈合的病例，可行切开复位克氏针内固定。

锁骨骨折绝大多数皆可采用非手术治疗，虽然多数骨折复位并不理想，但一般都可达到骨折愈合。畸形愈合并不影响功能，儿童锁骨骨折日久后，甚至外观可不残留畸形，因此不必要为追求解剖复位而反复整复及行手术治疗。

四、护理问题

（一）有体液不足的危险

与创伤后出血有关。

（二）疼痛

与损伤、牵引有关。

（三）有周围组织灌注异常的危险

与神经、血管损伤有关。

（四）有感染的危险

与损伤有关。

（五）躯体移动障碍

与骨折脱位、制动、固定有关。

（六）潜在并发症

脂肪栓塞综合征、骨筋膜室综合征、关节僵硬等。

(七)知识缺乏

缺乏康复锻炼知识。

(八)焦虑

与担忧骨折预后有关。

五、护理目标

(1)患者生命体征稳定。

(2)患者疼痛缓解或减轻,舒适感增加。

(3)能维持有效的组织灌注。

(4)未发生感染或感染得到控制。

(5)保证骨折固定效果,患者在允许的限度内保持最大的活动量。

(6)预防并发症的发生或及早发现及时处理。

(6)患者了解功能锻炼知识。

(7)患者焦虑程度减轻。

六、护理措施

(一)非手术治疗及术前护理

1.心理护理

青少年及儿童锁骨骨折后,因担心肩部、胸部畸形及影响发育和美观,常会产生焦虑、烦躁心理。应告知其锁骨骨折只要不伴有锁骨下神经、血管损伤,即使是在叠位愈合,也不会影响患侧上肢的功能,局部畸形会随着时间的推移而减轻甚至消失,治疗效果较好,以消除患者心理障碍。

2.饮食护理

给予高蛋白、高维生素、高钙及粗纤维饮食。

3.体位

局部固定后,宜睡硬板床,取半卧位或平卧位,避免侧卧位,以防外固定松动。平卧时不用枕头,可在两肩胛间垫上一个窄枕,使两肩后伸外展;在患侧胸壁侧方垫枕,以免悬吊的患肢肘部及上臂下坠。患者初期对去枕不习惯,有时甚至自行改变卧位,应向其讲清治疗卧位的意义,使其接受并积极配合。告诉患者日间活动不要过多,尽量卧床休息,离床活动时用三角巾或前臂吊带将患肢悬吊于胸前,双手叉腰,保持挺胸、提肩姿势,可缓解对腋下神经、血管的压迫。

4.病情观察

观察上肢皮肤颜色是否发白或青紫,温度是否降低,感觉是否麻木。如有上述现象,可能由"8"字形绷带包扎过紧所致。应指导患者双手叉腰,尽量使双肩外展后伸,如症状仍不缓解,应报告医师适当调整绷带,直至症状消失。"8"字形绷带包扎时禁忌做肩关节前屈、内收动作,以免腋部血管、神经受压。

5.功能锻炼

(1)早、中期:骨折急性损伤经处理后2～3天,损伤反应开始消退,肿胀和疼痛减轻,在无其他不宜活动的前提下,即可开始功能锻炼。

准备:仰卧于床上,两肩之间垫高,保持肩外展后伸位。

第1周:做伤肢近端与远端未被固定的关节所有轴位上的运动,如握拳、伸指、分指、腕屈伸、腕绕环、肘屈伸、前臂旋前、前臂旋后等主动练习,幅度尽量大,逐渐增大力度。

第2周:增加肌肉的收缩练习,如捏小球、抗阻腕屈伸运动。

第3周:增加抗阻的肘屈伸与前臂旋前、旋后运动。

(2)晚期:骨折基本愈合,外固定物去除后进入此期。此期锻炼的目的是恢复肩关节活动度,常用的方法有主动运动、被动运动、助力运动和关节主动牵伸运动。

第1～2天:患肢用三角巾或前臂吊带悬挂胸前站立位,身体向患侧侧屈,做肩前后摆动;身体向患侧侧屈并略向前倾,做肩内外摆动。应努力增大外展与后伸的运动幅度。

第3～7天:开始做肩关节各方向和各轴位的主动运动、助力运动和肩带肌的抗阻练习,如双手握体操棒或小哑铃,左右上肢互助做肩的前上举、侧后举和体后上举,每个动作5～20次。

第2周:增加肩外展和后伸主动牵伸——双手持棒上举,将棍棒放颈后,使肩外展、外旋,避免做大幅度和用大力的肩内收与前屈练习。

第3周:增加肩前屈主动牵伸、肩内外旋牵伸——双手持棒体后下垂将棍棒向上提,使肩内旋。

以上练习的幅度和运动量以不引起疼痛为宜。

(二)术后护理

1.体位

患侧上肢用前臂吊带或三角巾悬吊于胸前,卧位时去枕,在肩胛区垫枕使两肩后伸,同时在患侧胸壁侧方垫枕,防止患侧上肢下坠,保持上臂及肘部与胸部处于平行位。

2.症状护理

(1)疼痛:疼痛影响睡眠时,适当给予止痛、镇静剂。

(2)伤口:观察伤口有无渗血、渗液情况。

3.一般护理

协助患者洗漱、进食及排泄等,指导并鼓励患者做些力所能及的自理活动。

4.功能锻炼

在术后固定期间,应主动进行手指握拳、腕关节的屈伸、肘关节屈伸,以及肩关节外展、外旋和后伸运动,不宜做肩前屈、内收的动作。

七、健康指导

(一)休息

早期以卧床休息为主,可间断下床活动。

(二)饮食

多食高蛋白、高维生素、含钙丰富、刺激性小的食物。

(三)固定

保持患侧肩部及上肢于有效固定位,并维持 3 周。

(四)功能锻炼

外固定的患者需保持正确的体位,以维持有效固定,进行早、中期的锻炼,避免肩前屈、内收动作。解除外固定后则加强锻炼,着重练习肩的前屈、肩旋转活动,如两臂做划船动作。值得注意的是应防止两种倾向:①放任自流,不进行锻炼;②过于急躁,活动幅度过大,力量过猛,造成软组织损伤。

(五)复查时间及指征

术后 1 个月、3 个月、6 个月需进行 X 线复查,了解骨折愈合情况。有内固定者,于骨折完全愈合后取出。对于手法复位外固定患者,如出现下列情况须随时复查:骨折处疼痛加剧,患肢麻木,手指颜色改变,温度低于或高于正常等。

第四节　肱骨干骨折

肱骨干骨折是指肱骨髁上与胸大肌止点之间的骨折。

一、解剖概要

肱骨干中段后外侧有桡神经沟，桡神经在其内紧贴。当肱骨中、下 1/3 交界处骨折时，易合并桡神经损伤。上臂有多个肌肉附着点，故不同平面骨折所致骨折移位也不同。

二、病因及移位

(1)直接暴力多致中上 1/3 段骨折，多为横行或粉碎性骨折。

(2)传导暴力多见于中下 1/3 段骨折，多为斜行或螺旋形骨折。

(3)旋转暴力多可引起肱骨中下 1/3 交界处骨折，所引起的肱骨骨折多为典型螺旋形骨折。

如骨折平面在三角肌止点上者，近折端受胸大肌、大圆肌、背阔肌牵拉向内移位，远折端因三角肌、肱二头肌、肱三头肌向外上移位。如骨折平面在三角肌止点以下，近折端受三角肌和喙肱肌牵拉向外前移位，远折端受肱二头肌、肱三头肌作用向上重叠移位。

三、临床表现及诊断

此种骨折均有明显的外伤史。若有局部肿胀、压痛、畸形、反常活动及骨擦音，均可诊断骨折。X 线检查可明确骨折部位、类型及移位情况，以供治疗参考。如合并神经损伤者，可出现典型垂腕、伸拇及伸掌指关节功能丧失以及手背桡侧皮肤有大小不等的感觉麻木区。

四、治疗

肱骨被丰厚的肌肉包绕，轻度的成角短缩畸形在外观不明显，对功能也无影响。因此无须为追求良好的复位而滥用手术治疗。

(一)对横断、斜行或粉碎性骨折

可于复位后用夹板或石膏练习肩关节，活动时应弯腰 90°，做钟摆样活动。因为直立位练习易引起骨折部位成角畸形。

(二)对螺旋形或长斜行骨折

可采用小夹板固定，亦可采用悬垂石膏固定，通过石膏重量牵引使骨折复位，但患者不能平卧，睡觉时需取半卧位。

(三)对肱骨开放性骨折

断端嵌入软组织或手法复位失败的闭合骨折，同一肢体多发骨折或合并神经血管损伤需手术探查者,可行切开复位内固定。

闭合性肱骨干骨折合并桡神经损伤时,一般采用非手术方法治疗。观察2个月后,若桡神经仍无神经功能恢复的表现,可再行手术探查。在观察期间将腕关节置于功能位,多做患侧手指伸直活动以防畸形或僵硬。

五、护理问题

(一)有体液不足的危险

与创伤后出血有关。

(二)疼痛

与损伤、牵引有关。

(三)有周围组织灌注异常的危险

与神经、血管损伤有关。

(四)有感染的危险

与损伤有关。

(五)躯体移动障碍

与骨折脱位、制动、固定有关。

(六)潜在并发症

脂肪栓塞综合征、骨筋膜室综合征、关节僵硬等。

(七)知识缺乏

缺乏康复锻炼知识。

(八)焦虑

与担忧骨折预后有关。

六、护理目标

(1)患者生命体征稳定。

(2)患者疼痛缓解或减轻,舒适感增加。

(3)患者能维持有效的组织灌注。

(4)未发生感染或感染得到控制。

(5)保证骨折固定效果,患者在允许的限度内保持最大的活动量。

(6)预防并发症的发生或及早发现及时处理。

(7)患者了解功能锻炼知识。

(8)患者焦虑程度减轻。

七、护理措施

(一)手术治疗及术前护理

1.心理护理

肱骨干骨折,特别是伴有桡神经损伤时,患肢伸腕、伸指功能障碍,皮肤感觉减退,患者心理压力大,易产生悲观情绪。应向患者介绍神经损伤修复的特殊性,告知骨折端将按 1 mm/d 的速度由近端向远端生长,治疗周期长,短期内症状改善不明显,使患者有充分的思想准备。关注患者感觉和运动恢复的微小变化,并以此激励患者,使其看到希望。

2.饮食护理

给予高蛋白、高热量、高维生素、含钙丰富的饮食,以利于骨折愈合。

3.体位

"U"形石膏托固定时可平卧,患侧肢体以枕垫起,保持复位的骨折不移动。悬垂石膏固定2周内只能取坐位或半卧位,以维持其下垂牵引作用。但下垂位或过度牵引,易引起骨折端分离,特别是中、下 1/3 处横行骨折,其远折端血供差,可致骨折延迟愈合或不愈合,需予以注意。

4.皮肤护理

桡神经损伤后,引起支配区域皮肤营养改变,使皮肤萎缩干燥,弹性下降,容易受伤,而且损伤后伤口易形成溃疡。预防:①每天用温水擦洗患肢,保持清洁,促进血液循环;②定时变换体位,避免皮肤受压引起压疮;③禁用热水袋,防止烫伤。

5.观察病情

(1)夹板或石膏固定者,观察伤口及患肢的血运情况,如出现患肢青紫、肿胀、剧痛等,应立即报告医师处理。

(2)伴有桡神经损伤者,应观察其感觉和运动功能恢复情况。通过检查汗腺功能,可了解自主神经恢复情况。

(3)如骨折后远端皮肤苍白、皮温低,且摸不到动脉搏动,在排除夹板、石膏固定过紧的因素外,应考虑有肱动脉损伤的可能;如前臂肿胀严重,皮肤发绀、湿冷,则可能有肱静脉损伤。出现上述情况应及时报告医师处理。

6.功能锻炼

(1)早、中期:骨折固定后立即进行上臂肌肉的早期舒缩活动,可加强两骨折端在纵轴上的压力,以利于愈合。握拳、腕屈伸及主动耸肩等动作每天 3 次,并根据骨折的部位,选择相应的锻炼方法。

肱骨干上 1/3 段骨折:骨折远端向外上移位。①第 8 天站立位,上身向健侧侧屈并前倾 30°,患肢在三角巾或前臂吊带支持下,自由下垂 10～20 秒,做 5～10 次;②第 15 天增加肩前后摆动 8～20 次,做伸肘的静力性收缩练习 5～10 次,抗阻肌力练习,指屈伸、握拳和腕屈伸练习,前臂旋前、旋后运动;③第 22 天增加身体上身向患侧侧屈,患肢在三角巾或吊带支持下左右摆动 8～20 次。

肱骨干中 1/3 段骨折:骨折远端向上、向内移位。①第 8 天站立位上身向患侧侧屈并前倾约 30°,患肢在三角巾或吊带支持下,自由下垂 10～20 秒,做 5～10 次;②第 15 天增加肩前后摆动练习,做屈伸肘的静力性收缩练习 5～10 次。伴有桡神经损伤者,用弹性牵引装置固定腕关节功能位,用橡皮筋将掌指关节牵拉,进行手指的主动屈曲运动。在健肢的帮助下进行肩、肘关节的运动,健手握住患侧腕部,使患肢向前伸展,再屈肘后伸上臂。

肱骨干下 1/3 段骨折:此型骨折易造成骨折不愈合,更应重视早期锻炼。①第3 天患肢三角巾胸前悬吊位,上身向患侧侧屈并前倾约 30°做患肢前后、左右摆动各 8～20 次;②第 15 天增加旋转肩关节运动,即身体向患侧倾斜,屈肘 90°,使上臂与地面垂直,以健手握患侧腕部,做画圆圈动作。双臂上举运动,即两手置于胸前,十指相扣,屈肘 45°,用健肢带动患肢,先使肘屈曲 120°双上臂同时上举,再缓慢放回原处。

(2)晚期:去除固定后第 1 周可进行肩摆动练习,站立位上身向患侧侧屈并略前倾,患肢做前后、左右摆动,垂直轴做绕环运动;第 2 周用体操棒协助进行肩屈、伸、内收、外展、内旋、外旋练习,并做手爬墙练习,用橡皮带做肩屈、伸、内收、外展及肘屈等练习,以充分恢复肩带肌力。

(二)术后护理

1.体位

内固定术后,使用外展架固定者,以半卧位为宜。平卧位时,可于患肢下热垫一软枕,使之与身体平行,并减轻肿胀。

2.疼痛的护理

(1)找出引起疼痛的原因:手术切口疼痛在术后 3 天内较剧烈,以后逐日递减。组织缺血引起的疼痛表现为剧烈疼痛且呈进行性，肢体远端有缺血体征。手术 3 天后，如疼痛呈进行性加重或搏动性疼痛，伴皮肤红、肿、热，伤口有脓液渗出或有臭味，则多为继发感染引起。

(2)手术切口疼痛可用镇痛药；缺血性疼痛须及时解除压迫，松解外固定物；如发生骨筋膜室综合征须及时切开减压；发现感染时报告医师处理伤口，并应用有效抗生素。

(3)移动患者时，对损伤部位要重点托扶保护，缓慢移至舒适体位，以免引起或加重疼痛。

3.预防血管痉挛

行神经修复和血管重建术后，可能出现血管痉挛。①避免一切不良刺激：严格卧床休息，石膏固定患肢 2 周；患肢保暖，保持室温 25 ℃左右。不在患肢测量血压、镇痛，禁止吸烟与饮酒。②1 周内应用扩血管、抗凝药，保持血管的扩张状态。③密切观察患肢血液循环的变化：检查皮肤颜色、温度、毛细血管回流反应、肿胀或干瘪、伤口渗血等。

八、健康指导

(一)饮食

多食高蛋白、高维生素、含钙丰富的食物。

(二)体位

对桡神经损伤后行外固定者，应确保外固定的稳定，以保持神经断端于松弛状态有利于恢复。

(三)药物

对伴有神经损伤者，遵医嘱口服营养神经药物。

(四)进行功能锻炼

防止肩关节、肘关节僵硬或强直而影响患肢功能。骨折 4 周内，严禁做上臂旋转活动。

(五)复查指征及时间

"U"形石膏固定的患者，在肿胀消退后，石膏固定会松动，应复诊；悬吊石膏固定 2 周后，更换长臂石膏托，继续维持固定 6 周左右。伴桡神经损伤者，定期复查肌电图，了解神经功能恢复情况。

第五节　肱骨髁上骨折

肱骨髁上骨折是指肱骨远端内外髁上方的骨折，多发年龄为5～12岁，有时可有血管、神经损伤等严重并发症。

一、病因及分类

肱骨髁上骨折多由间接暴力所致。根据骨折两端的关系，通常将其分为伸直型与屈曲型两种。

（一）伸直型

此型多见，跌倒时肘关节半屈位手掌着地，暴力经前臂传导至肱骨下端，导致肱骨髁上部骨折，骨折线由上至下斜行经过。又可由骨折远端桡侧移位或尺侧移位分为桡偏型及尺偏型。

（二）屈曲型

此型较少见，多由肘关节屈曲位肘后着地导致髁上骨折，骨折线自前上方斜向下方。

二、临床表现及诊断

肱骨髁上骨折的诊断较容易，伤后肘关节肿胀、疼痛，肘关节功能障碍，髁上部位压痛明显，并可触及骨擦感和反常活动。肘关节骨性标志肘后三角关系正常时，关节正、侧位片可显示骨折的类型和移位的程度。同时应常规检查有无肱动脉、正中神经、桡神经及尺神经损伤。

三、治疗

（一）无移位骨折

后侧石膏托固定肘关节于90°屈曲位3周。

（二）有明显移位骨折

应尽早施行闭合复位，复位时应先纠正旋转移位再矫正侧方移位，最后矫正前后移位。对尺偏型矫正时，应保持轻度桡偏，以防肘内翻发生。

（三）伸直型骨折

复位满意后应用后侧石膏托固定于适当的屈肘位，一般采取60°～90°的屈曲位，以不致使桡动脉减弱为准。2周后换石膏托固定肘于钝角位，3周后拆除石膏练习活动。屈曲型骨折则于伸肘位牵引整复并固定于伸肘位2周，其后再屈曲伤肘至90°，并用石膏托继续固定3周。

（四）对有前臂缺血表现者

应放松屈肘角度重新固定，以免发生缺血性肌挛缩。

（五）手术治疗

开放性骨折、断端间夹有软组织影响复位或合并有血管损伤时，可行切开复位克氏针内固定，术后长臂用石膏托固定3周。

肱骨髁上骨折处理不当引起前臂缺血性肌挛缩和肘内翻畸形，神经损伤以正中神经为最多，但多为挫伤。3个月内若无恢复，则可能为神经断裂，应行手术探查。肘内翻畸形轻度无须处理，畸形明显可于14岁后行髁上楔形截骨矫正术。

四、护理问题

（一）有体液不足的危险

与创伤后出血有关。

（二）疼痛

与损伤、牵引有关。

（三）有周围组织灌注异常的危险

与神经、血管损伤有关。

（四）有感染的危险

与损伤有关。

（五）躯体移动障碍

与骨折脱位、制动、固定有关。

（六）潜在并发症

脂肪栓塞综合征、骨筋膜室综合征、关节僵硬等。

（七）知识缺乏

缺乏康复锻炼知识。

（八）焦虑

与担忧骨折预后有关。

五、护理目标

(1)患者生命体征稳定。

(2)患者疼痛缓解或减轻,舒适感增加。

(3)能维持有效的组织灌注。

(4)未发生感染或感染得到控制。

(5)保证骨折固定效果,患者在允许的限度内保持最大的活动量。

(6)预防并发症的发生或及早发现及时处理。

(7)患者了解功能锻炼知识。

(8)患者焦虑程度减轻。

六、护理措施

(一)非手术治疗及术前护理

1.心理护理

因儿童语言表达能力差,不能准确叙述自己的不适及要求,应关心爱护患儿,及时解决他们的痛苦与需要。

2.饮食

给予高蛋白、高维生素、含钙丰富的饮食,注意食物的色、香、味,增加患儿食欲。

3.体位

患肢采用石膏托于肘关节屈曲位固定,于患肢下垫枕,使其高于心脏水平,减轻肿胀。行尺骨鹰嘴持续骨牵引治疗时,取平卧位。

4.并发症

伴有正中神经损伤时,注意观察神经功能恢复情况,并给予相应的护理。

5.警惕前臂骨筋膜室综合征

由于肱动脉受压或损伤,或严重的软组织肿胀可引起前臂骨筋膜室综合征。如不及时处理,可引起前臂缺血性肌挛缩。当患儿啼哭时,应密切观察是否有"5P"征象。①剧烈疼痛(pain):一般止痛剂不能缓解,晚期严重缺血后神经麻痹即转为无痛;②患肢苍白(pallor)或发白;③肌肉麻痹(paralysis):患肢进行性肿胀,肌腹处发硬,压痛明显,手指处于屈曲位,主动或被动牵伸手指时,疼痛加剧;④感觉异常(paresthesia):患肢出现套状感觉减退或消失;⑤无脉(pulselessness):桡动脉搏动减弱或消失。如出现上述表现,应立即松开所有包扎的石膏、绷带和敷料,并立即报告医师,紧急手术切开减压。

6.功能锻炼

向患儿及家长讲明功能锻炼的重要性，取得家长的重视、理解和合作。反复示范功能锻炼的动作要领，直到家长和患儿学会为止。

(1)早、中期：复位及固定后当天开始做握拳、伸指练习。第2天增加腕关节屈伸练习。患肢三角巾或前臂吊带胸前悬挂位，做肩前后、左右摆动练习。1周后增加肩部主动练习，包括肩屈、伸、内收、外展与耸肩，并逐渐增加其运动幅度。

(2)晚期：骨折固定去除后增加关节活动范围的主动练习，包括肘关节屈、伸、前臂旋前和旋后。恢复肘关节活动度的练习，伸展型骨折着重恢复屈曲活动度，屈曲型骨折则增加伸展活动度。应以主动锻炼为主，被动活动应轻柔，以不引起剧烈疼痛为度，禁止被动反复粗暴屈伸肘关节，以免引起再度损伤或发生骨化性肌炎，加重肘关节僵硬。

(二)术后护理

1.维持有效固定

(1)经常观察患者，查看固定位置有无变动，有无局部压迫症状，保持患肢功能位；如肘关节屈曲角度过大，影响桡动脉搏动时，应予调整后再固定。

(2)告知患儿及家长固定时限为3～4周，以便配合。

2.功能锻炼

详见非手术治疗相关内容。

七、健康指导

(一)饮食

高蛋白、高热量、含钙丰富且易消化的饮食，多食蔬菜及水果。

(二)休息

与体位行长臂石膏托固定后，卧床时患肢垫枕与躯干平行；离床活动时，用三角巾或前臂吊带悬吊于胸前。

(三)功能锻炼

家长应督促并指导患儿按计划进行功能锻炼，最大限度地恢复患肢功能。

(四)复查的指征及时间

石膏固定后，如患肢皮肤发绀、发凉、剧烈疼痛或感觉异常，应立即就诊。自石膏固定之日起，2周后复诊，分别在骨折后1个月、3个月、6个月复查X线，了解骨折的愈合情况，以便及时调整固定，防止畸形愈合。

第六节 尺桡骨干骨折

尺桡骨干骨折是常见的创伤,直接暴力造成的骨折多在同一平面,可为横行、粉碎或多段骨折。间接暴力所致骨折常不在同一平面,常呈斜行。

一、临床表现及诊断

前臂外伤后肿胀、畸形、疼痛,伤肢活动障碍,检查时见前臂压痛有假关节活动及骨擦音、骨擦感。X线能确定诊断及骨折类型,投照范围应包括上、下尺桡关节,以判断骨折移位的程度及是否存在上、下尺桡关节损伤。

二、治疗

(一)闭合复位外固定

多数闭合性尺桡骨骨折均可采用闭合复位外固定治疗。在充分麻醉状态下,根据桡骨近端的旋转位置,将前臂远端置于相应的旋转位置,然后采用牵引、分骨及回旋等手法纠正重叠、侧方移位及旋转移位,使骨折端变为单一的掌、背方向的移位。如为横断型骨折,可用折顶及提按等手法加以纠正。

双骨折不能同时复位,一般可先复位桡骨,再复位尺骨,也可先复位稳定骨,再复位另一骨。

儿童青枝骨折前臂有向掌侧成角畸形时,常同时伴有旋后畸形。闭合复位时,不应单纯纠正成角应力,需同时将骨折远端旋前才可达到良好效果。

骨折复位后,常采用夹板或石膏外固定。应用分骨垫时,要注意防止局部压疮。固定过程中,要注意调整固定的松紧及伤肢的血运,以防止筋膜间隔综合征出现,给患者带来巨大痛苦。外固定时间一般为6～10周,可根据X线及临床表现,来确定去除外固定的时间。

(二)开放复位内固定

以下情况可考虑行开放复位内固定:①开放性骨折;②多段骨折或不稳定性骨折,不能满意复位或不能维持复位时;③多发性骨折,尤其是同一肢体多发骨折,手术复位加简化外固定并可早期开始功能锻炼;④对位不良的陈旧性骨折或影响功能的畸形愈合者;⑤骨折断端间软组织嵌入,影响复位。

骨折行开放复位后,可采用钢板螺丝钉或加压钢板螺钉内固定,亦可采用髓内钉内固定。术后适当采用外固定。

尺桡骨骨折后如处理不当，可出现畸形愈合、不愈合、筋膜间隔综合征、骨间膜挛缩、桡神经深支损伤等并发症。

三、护理问题

（一）有体液不足的危险

与创伤后出血有关。

（二）疼痛

与损伤、牵引有关。

（三）有周围组织灌注异常的危险

与神经、血管损伤有关。

（四）有感染的危险

与损伤有关。

（五）躯体移动障碍

与骨折脱位、制动、固定有关。

（六）潜在并发症

脂肪栓塞综合征、骨筋膜室综合征、关节僵硬等。

（七）知识缺乏

缺乏康复锻炼知识。

（八）焦虑

与担忧骨折预后有关。

四、护理目标

（1）患者生命体征稳定。

（2）患者疼痛缓解或减轻，舒适感增加。

（3）能维持有效的组织灌注。

（4）未发生感染或感染得到控制。

（5）保证骨折固定效果，患者在允许的限度内保持最大的活动量。

（6）预防并发症的发生或及早发现及时处理。

（7）患者了解功能锻炼知识。

(8)患者焦虑程度减轻。

五、护理措施

(一)非手术治疗及术前护理

1.心理护理

由于前臂具有旋转功能,骨折后患肢手的协调性及灵活性丧失,给生活带来极大不便,患者易产生焦虑和烦躁情绪。应对患者做好安抚工作,并协助生活料理。

2.饮食

给予高蛋白、高维生素、高钙饮食,促进生长发育及骨质愈合。

3.体位

患肢维持在肘关节屈曲 90°、前臂中立位。适当抬高患肢,以促进静脉回流,减轻肿胀。

4.并发症的观察及护理

由于前臂高度肿胀或外固定包扎过紧,或组织肿胀加剧以后造成筋膜室压力增高导致骨筋膜室综合征。如果患者出现"5P"症状,应立即拆除一切外固定,以免出现更严重的并发症,如前臂缺血性肌挛缩。

(二)术后护理

1.保持有效固定

钢板固定后,用长臂石膏托将患肢固定于肘关节屈曲 90°、前臂中立位 3～4 周。髓内钉固定者,则用管型石膏固定 4～6 周。

2.功能锻炼

(1)早、中期:从复位固定后开始。2 周内可进行前臂和上臂肌肉收缩活动。①第 1 天:用力握拳,充分屈伸拇指,对指、对掌。站立位前臂用三角巾悬吊胸前,做肩前、后、左、右摆动及水平方向的绕圈运动。②第 4 天:开始用健肢帮助患肢做肩前上举、侧上举及后伸动作。③第 7 天:增加患肢肩部主动屈、伸、内收、外展运动。手指的抗阻练习,可以捏橡皮泥、拉橡皮筋或弹簧等。④第15 天:增加肱二头肌等长收缩练习。用橡皮筋做抗阻及肩前屈、后伸、外展、内收运动。3 周内,禁忌做前臂旋转活动,以免干扰骨折的固定,影响骨折的愈合。⑤第 30 天:增加肱三头肌等长收缩练习,做用手推墙的动作,使两骨折端之间产生纵轴向挤压力。

(2)晚期:从骨折基本愈合、外固定除去后开始。①第 1 天做肩、肘、腕与指关节的主动运动。用橡皮筋做阻力的肩的屈、伸、外展、内收运动，阻力置于肘以上部位。手指的抗阻练习有捏握力器、挑橡皮筋等。②第 4 天增加肱二头肌抗阻肌力及等长、等张、等速收缩练习。③第 8 天增加前臂旋前、旋后的主动练习，助力练习，肱三头肌与腕屈伸肌群的抗阻肌力练习。有肩关节功能障碍时，做肩关节外旋与内旋的牵引，腕关节屈与伸的牵引。④第 12 天增加前臂旋前、旋后的肌力练习，可用等长、等张、等速收缩练习等方法。前臂旋前、旋后的牵引。⑤还可增加作业练习，如玩橡皮泥、玩积木、洗漱、进餐、穿脱衣服、上厕所、沐浴等，以训练手的灵活性和协调性。

六、健康指导

(一)饮食

宜高蛋白、高热量、含钙丰富且易消化的饮食，多食蔬菜及水果。

(二)休息

与体位行长臂石膏托固定后，卧床时患肢垫枕与躯干平行，头肩部抬高；离床活动时，用三角巾或前臂悬吊于胸前。

(三)功能锻炼

按计划进行功能锻炼，最大限度地恢复患肢功能。4 周后可进行各关节的全面运动。

(四)复诊的指征及时间

石膏固定后，如患肢出现“5P”征，应立即就诊。在骨折后 1 个月、3 个月、6 个月复查 X 线，了解骨折的愈合情况以便及时调整固定，防止畸形愈合。

第七节 股骨颈骨折

股骨颈骨折常见于老年人，女性为多。

一、临床表现及诊断

股骨颈骨折分类方法很多，常见的分类法如下。

(一)按骨折线的部位分类

按骨折线的部位分为头下型、经颈型和基底型。其中，头下骨折因旋股内、外侧动脉的分支受伤重，易致股骨头血供受损，导致股骨头缺血性坏死。

(二)按骨折线的方向分类

按骨折线方向分为内收型和外展型。内收型指两髂嵴连线与骨折线所成角(Pauwels 角)>50°，而外展型则指此角<50°。后者颈干角增大，骨端嵌插稳定，属稳定型骨折，骨折愈合率高。

(三)AO 分型

B1 型，头下型，骨折轻度移位；B2 型，经颈型；B3 型，头下型，明显移位。

(四)按骨折的移位程度分类

GardenⅠ型，不完全骨折；GardenⅡ型，完全骨折无移位；GardenⅢ型，完全骨折，部分移位；GardenⅣ型，完全骨折，完全移位。

股骨颈骨折患者有受伤病史，伤足呈 45°～60°外旋畸形，患髋内收、轻度屈曲、短缩。大粗隆上移并有叩痛，Bryant 三角底边缩短，股骨大转子顶端在 Nelaton 线之上。嵌插型骨折和疲劳骨折的临床症状不典型，有时患者尚可步行或骑车。

二、治疗

(一)外展型或无明显移位的嵌插型骨折

对外展型或无明显移位的嵌插型骨折，可持续皮牵引 6～8 周。去牵引后可逐渐练习扶双拐下地，患肢不负重，直至骨折愈合。在牵引及行走时，患髋忌做外旋活动。

(二)内收型骨折或有移位的股骨颈骨折

内收型骨折或有移位的股骨颈骨折，在牵引患肢于外展内旋位，进行内固定。内固定的方法有以下几点。

(1)闭合复位三翼钉内固定已少见使用，现多用多根空心加压螺钉固定。

(2)滑槽加压螺钉加接骨板，如 DHS 板、DCS 板，还有已不常用的角钢板，有加压作用，使骨折线紧密对合，加快骨愈合。

(3)股骨近端髓内固定系统，如 PFN-A、第三代 Gamma 钉。

(4)骨圆针内固定：此法更适合于青少年病例，有时还须辅以髋“人”字石膏外固定或牵引。

(5)人工股骨头置换术：对年龄>65 岁、头下型骨折不稳定的患者，或骨折不愈合和股骨头缺血性坏死的患者，如全身情况容许，可做人工股骨头置换。

(6)姑息疗法：对年龄较大，体质较差可使患肢于中立位皮牵引 3 个月。

(三)陈旧性股骨颈骨折不愈合

(1)闭合复位内固定:对年龄较大患者仍可采用闭合复位加压螺钉固定。对年轻患者,可同时行带血管蒂的骨瓣植骨。

(2)截骨术:可行转子间截骨术,改变负重力线,增宽负重面。

(3)人工股骨头置换术。

三、并发症

(1)骨折不愈合。

(2)股骨头缺血性坏死是股骨颈骨折十分常见的晚期并发症,发生率为20%~45%。当患者已恢复正常活动后患髋又出现疼痛时应复查,若X线显示股骨变白、囊性变或股骨头塌陷,可认为是股骨头缺血性坏死的表现,但往往难以预测其发生趋势。

迄今为止仍无有效的方法预测和治疗股骨头缺血性坏死。在股骨头未塌陷前,进行保护治疗,避免负重,但往往很难阻止股骨头塌陷。塌陷后,可通过截骨术改变其承重面,如Mcmurray截骨、旋前截骨。髋臼条件好者,可行人工股骨头置换,否则行全髋置换。如无置换条件可采用髋关节融合术。

四、护理问题

(1)有体液不足的危险:与创伤后出血有关。

(2)疼痛:与损伤、牵引有关。

(3)有周围组织灌注异常的危险:与神经、血管损伤有关。

(4)有感染的危险:与损伤有关。

(5)躯体移动障碍:与骨折脱位、制动、固定有关。

(6)潜在并发症:脂肪栓塞综合征、骨筋膜室综合征、关节僵硬等。

(7)知识缺乏:缺乏康复锻炼知识。

(8)焦虑:与担忧骨折预后有关。

五、护理目标

(1)患者生命体征稳定。

(2)患者疼痛缓解或减轻,舒适感增加。

(3)能维持有效的组织灌注。

(4)未发生感染或感染得到控制。

(5)保证骨折固定效果,患者在允许的限度内保持最大的活动量。

(6)预防并发症的发生或及早发现及时处理。

(7)患者了解功能锻炼知识。

(8)患者焦虑程度减轻。

六、护理措施

(一)非手术治疗及术前护理

1.心理护理

老年人意外致伤,常常自责,顾虑手术效果,担忧骨折预后,易产生焦虑、恐惧心理。应给予耐心开导,介绍骨折的特殊性及治疗方法,并给予悉心的照顾,以减轻或消除心理问题。

2.饮食护理

宜进食高蛋白、高维生素、高钙、粗纤维及果胶成分丰富的食物。品种多样,色、香、味俱全,且易消化,以适合老年骨折患者。

3.体位

(1)必须向患者及其家属说明保持正确体位是治疗骨折的重要措施之一,以取得配合。

(2)指导与协助维持患肢于外展中立位:患肢置于软枕或布朗架上,行牵引维持之,并穿防旋鞋;忌外旋、内收,以免重复受伤而加重骨折移位;不侧卧;尽量避免搬动髋部,如若搬动,需平托髋部与肢体。

(3)在调整牵引、松开皮套检查足跟及内外踝等部位有无压疮时,或去手术室的途中,均应妥善牵拉以固定肢体;复查 X 线尽量在床旁,以防骨折或移位加重。

4.维持有效牵引效能

不能随意增减牵引重量,若牵引量过小,不能达到复位与固定的目的;若牵引量过大,可发生移位。

5.并发症的观察与处理

(1)心、脑血管意外及应激性溃疡:老年创伤患者生理功能退化,常合并有内脏疾病,一旦骨折后刺激,可诱发或加重原发病导致脑血管意外、心肌梗死、应激性溃疡等意外情况的发生。应多巡视,尤其在夜间。若患者出现头痛、头晕、四肢麻木、表情异常(如口角偏斜)、健肢活动障碍,心前区不适和疼痛、脉搏细速、血压下降,腹部不适、呕血、便血等症状,应及时报告医师紧急处理。

(2)还可能出现便秘、压疮、下肢静脉血栓形成、肺部感染、泌尿道感染。

6.功能锻炼

骨折复位后，即可进行股四头肌收缩和足趾及踝关节屈伸等功能锻炼。3～4周骨折稳定后可在床上逐渐练习髋、膝关节屈伸活动。解除固定后扶拐不负重下床活动直至骨折愈合。

(二)术后护理

1.体位

肢体仍为外展中立位，不盘腿，不侧卧，仰卧时在两大腿之间置软枕或三角形厚垫。各类手术的特殊要求有以下几点。

(1)三翼钉内固定术：术后2天可坐起，2周后坐轮椅下床活动。3～4周可扶双拐下地，患肢不负重，防跌倒(开始下床活动时，须有人在旁扶持)。6个月后去拐，患肢负重。

(2)移植骨瓣和血管束术：术后4周内保持平卧位，禁止坐起，以防髋关节活动度过大，造成移植的骨瓣和血管束脱落。4周后，帮助患者坐起并扶拐下床做不负重活动。3个月后复查X线，酌情由轻到重负重行走。

(3)转子间或转子下截骨术：戴石膏下地扶双拐，并用1根长布带兜住石膏腿挂在颈部，以免石膏下坠引起不适。

(4)人工股骨头、髋关节置换术：向患者说明正确的卧姿与搬运是减少潜在并发症——脱位的重要措施，帮助其提高认识，并予以详细的指导，以避免置换的关节外旋和内收而致脱位。①置患者于智能按摩床垫上，以减少翻身；②使用简易接尿器以免移动髋关节；③放置便盆时从健侧置盆，以保护患侧；④侧卧时，卧向健侧，并在两腿之间置三角形厚垫或大枕头，也可使用辅助侧卧位的抱枕，使髋关节术后的患者能够在自己随意变换体位时而不发生脱位(装患肢髋关节内旋内收，屈曲＞90°就有发生脱位的危险)；⑤坐姿：双下肢不交叉，坐凳时让术肢自然下垂，不坐低椅；⑥不屈身向前及向前拾起物件。一旦发生脱位，立即制动，以减轻疼痛和防止发生血管、神经损伤；然后进行牵引、手法复位乃至再次手术。

2.潜在并发症的观察与护理

(1)出血：行截骨、植骨、人工假体转换术后，由于手术创面大，且需切除部分骨质，老年人血管脆性增加、凝血功能低下，易致切口渗血，应严密观察局部和全身情况。①了解术中情况，尤其是出血量。②术后24小时内患肢局部制动，以免加重出血；严密观察切口出血量(尤其是术后6小时内)，注意切口敷料有无渗血迹象及引流液的颜色、量，确保引流管不受压、不扭曲，以防积血残留在关节内。③监测神志、瞳孔、脉搏、呼吸、血压、尿量每小时 1 次，有条件者使用床旁监护仪，警惕失血性休克。

(2)切口感染：多发生于术后近期，少数于术后数年发生深部感染，后果严重，甚至需取出置换的假体，因此要高度重视。①术前：严格备皮，切口局部皮肤有炎症、破损需治愈后再手术；加强营养；配合医师对患者进行全身检查并积极治疗糖尿病及牙龈炎、气管炎等感染灶；遵医嘱预防性地应用抗生素。②术中严格遵守无菌技术操作。③术后充分引流，常用负压吸引，其目的在于引流关节内残留的渗血、渗液，以免局部血液淤滞，引起感染。④识别感染迹象：关节置换术后患者体温变化的曲线可呈“双峰”特征，即在术后 1～3 天为第 1 高峰，平均 38.0 ℃；此后体温逐渐下降，术后 5 天达最低，平均 37.0 ℃；此后体温又逐渐升高，术后 8～10 天为第 2 高峰，平均 37.5 ℃。初步认为造成此现象的原因是吸收热(手术伤口的组织分解产物，如血液、组织液、渗出液等被吸收而引起的发热)和异物热(金属假体、骨水泥、聚乙烯等磨损碎屑等异物引起的发热)。当体温出现“双峰”特征时，给予适当解释，避免患者焦虑和滥用抗生素。

(3)血栓形成：有肺栓塞、静脉栓塞、动脉栓塞。肺栓塞可能发生于人工髋关节术中或术后 24 小时内，虽少见，但来势凶猛。这是由手术中髓内压骤升脂肪滴进入静脉所致。静脉栓塞，尤其是深静脉栓塞，在人工关节置换术后的发生率较高。动脉栓塞的可能性较小。血栓重在预防：①穿高弹袜(长度从足部到大腿根部)；②妥善固定、制动术肢；③遵医嘱预防性使用低分子肝素钙、右旋糖酐-40；④严密观察生命体征、意识状态和皮肤黏膜情况，警惕肺栓塞形成；⑤经常观察术肢血液循环状况。当肢体疼痛，进行性加重，被动牵拉指(趾)可引起疼痛，严重时肢体坏死，为动脉栓塞；肢体明显肿胀，严重时肢端坏死则为静脉栓塞。

3.功能锻炼

一般手术患者的功能锻炼在前面内容已提到，在此着重介绍髋关节置换术后的功能锻炼。

(1)术后 1 天可做深呼吸，并开始做小腿及踝关节活动。

(2)术后 2～3 天进行健肢和上肢练习，做患肢肌肉收缩，进行股四头肌等长收缩和踝关节屈伸，收缩与放松的时间均为 5 秒，每组 20～30 次，每天 2～3 组。拔除伤口引流管后，协助患者在床上坐起，摇起床头 30°～60°，每天 2 次。

(3)术后 3 天继续做患肢肌力训练，在医师的允许下增加髋部屈曲练习。患者仰卧伸腿位，收缩股四头肌，缓缓将患肢足跟向臀部滑动，使髋屈曲，足尖保持向前,注意防止髋内收、内旋,屈曲角度不宜过大(＜90°),以免引起髋部疼痛和脱位。保持髋部屈曲5秒后回到原位,放松5秒,每组20次,每天2～3组。

(4)术后4天继续进行患肢肌力训练。患者用双手支撑床坐起,屈曲健肢,伸直患肢,移动躯体至床边。护士在患侧协助,一手托住患肢的足跟部,另一手托起患侧的腘窝部,随着患者移动而移动,使患肢保持轻度外展中立位。协助患者站立时,嘱患者患肢向前伸直,用健肢着地,双手用力撑住助行器挺髋站起。患者坐下前,腿部应接触床边。

(5)术后5天继续进行患肢肌力训练和器械练习。护士要督促患者在助行器协助下做站立位练习,包括外展和屈曲髋关节。患者健肢直立,缓慢将患肢向身体侧方抬起,然后放松,使患肢回到身体中线。做此动作时要保持下肢完全伸直,膝关节及足趾向外。屈曲髋关节时,从身体前方慢慢抬起膝关节,注意勿使膝关节高过髋关节,小腿垂直于地面,胸部勿向前弯曲。指导患者在助行器的协助下练习行走:患者双手撑住助行器,先迈健肢,身体稍向前倾,将助行器推向前方,用手撑住助行器,将患肢移至健肢旁;重复该动作,使患者向前行走,逐步增加步行距离。在进行步行锻炼时,根据患者关节假体的固定方式决定患肢负重程度(骨水泥固定的假体可以完全负重;生物型固定方式则根据手术情况而定,可部分负重;而行翻修手术的患者则完全不能负重)。在练习过程中,患者双手扶好助行器,以防摔倒。

(6)术后6天到出院继续患肢肌力、器械和步行训练。在患者耐受的情况下,加强髋部活动度的练习,如在做髋关节外展的同时做屈曲和伸展活动、增加练习强度和活动时间,逐步恢复髋关节功能。

七、健康指导

髋关节置换术后需防止脱位、感染、假体松动、下陷等并发症,可以确保疗效,延长人工关节使用年限。

(一)饮食

多进食富含钙质的食物,防止骨质疏松。

(二)活动

避免增加关节负荷量,如体重增加、长时间站或坐、长途旅行、跑步等。

(三)日常生活

洗澡用淋浴而不用浴缸,如厕用坐式而不用蹲式。

(四)预防感染

关节局部出现红、肿、痛及不适,应及时复诊;在做其他手术前(包括牙科治疗)均应告诉医师曾接受过关节置换术,以便预防用抗生素。

(五)复查

基于人工关节经长时间磨损与松离,必须遵医嘱定期复诊,完全康复后,每年复诊1次。

第八节　股骨干骨折

股骨干骨折多发于青壮年,多由外界强大直接的暴力所致。

一、临床表现及诊断

股骨干骨折可分为上1/3骨折、中1/3骨折、下1/3骨折。上1/3骨折后,近端受髂腰肌、臀中肌、臀小肌及其他外旋肌群的牵引而有屈曲、外旋、外展移位,远端因受内收肌群牵拉而向上、内移位,造成成角短缩畸形。中1/3骨折常随暴力作用方向而变化。下1/3骨折因远端受腓肠肌牵拉而向后倾斜,可压迫或刺激窝部的神经血管。患者有外伤史,患肢有剧烈疼痛、肿胀、缩短、畸形,完全骨折时出现骨擦音、假关节活动。X线可显示骨折类型。

二、治疗

大多数患者可用非手术疗法,应注意防治失血性或创伤性休克。

(一)非手术疗法

产伤引起者可将伤肢用绷带固定于胸部或做垂直悬吊牵引2周。3岁以内儿童一般采用垂直悬吊牵引3～4周。对于成人股骨干骨折,可用固定持续牵引或平衡持续牵引治疗,一般牵引8～10周,牵引期间应加强大腿肌肉特别是股四头肌的锻炼。

(二)手术疗法

股骨干上、中1/3横骨折,髓内钉内固定已取代钢板内固定成为首选。但应严格掌握手术指征,现多主张采用闭合插针。开放伤口污染严重和软组织损伤严重的情况下,多采用外固定架固定。手术指征参考:①非手术治疗失败。②伴多发性损伤者或多发骨折者。③骨折不愈合或畸形愈合,影响功能者。④伴股部血管、神经损伤者。⑤老年患者不宜长久卧床者。

三、护理问题

(1)有体液不足的危险:与创伤后出血有关。

(2)疼痛:与损伤、牵引有关。

(3)有周围组织灌注异常的危险:与神经、血管损伤有关。

(4)有感染的危险:与损伤有关。

(5)躯体移动障碍:与骨折脱位、制动、固定有关。

(6)潜在并发症:脂肪栓塞综合征、骨筋膜室综合征、关节僵硬等。

(7)知识缺乏:缺乏康复锻炼知识。

(8)焦虑:与担忧骨折预后有关。

四、护理目标

(1)患者生命体征稳定。

(2)患者疼痛缓解或减轻,舒适感增加。

(3)能维持有效的组织灌注。

(4)未发生感染或感染得到控制。

(5)保证骨折固定效果,患者在允许的限度内保持最大的活动量。

(6)预防并发症的发生或及早发现及时处理。

(7)患者了解功能锻炼知识。

(8)患者焦虑程度减轻。

五、护理措施

(一)非手术治疗及术前护理

1.心理护理

由于股骨干骨折多由强大的暴力所致,骨折时常伴有严重软组织损伤,大量出血、内脏损伤、颅脑损伤等可危及生命安全,所以患者多恐惧不安。应稳定患者的情绪,配合医师采取有效的抢救措施。

2.饮食护理

宜高蛋白、高钙、高维生素饮食,需急诊手术者则禁食。

3.体位

抬高患肢。

4.保持牵引有效效能

不能随意增、减牵引重量，以免导致过度牵引或达不到牵引效果。小儿悬吊牵引时，牵引重量以能使臀部稍稍悬离床面为宜，且应适当约束躯干，防止牵引装置滑脱至膝下而压迫腓总神经。在牵引过程中，要定时测量肢体长度和进行床旁 X 线检查，了解牵引重量是否合适。

5.病情观察

(1)全身情况：包括神志、瞳孔、脉搏、呼吸、腹部情况以及失血征象。创伤初期应警惕颅脑、内脏损伤及休克发生。

(2)肢体情况：观察患肢末梢血液循环、感觉和运动情况，尤其对于股骨下 1/3 骨折的患者，应注意有无刺伤或压迫腘动脉、静脉和神经征象。

6.指导、督促患者进行功能锻炼

(1)伤后第 1～2 周应练习患肢股四头肌等长收缩；同时被动活动髌骨(左右推动髌骨)；还应练习踝关节和足部其他小关节，乃至全身其他关节活动。

(2)第 3 周健足踩床，双手撑床或吊架抬臀练习髋、膝关节活动，防止股间肌和膝关节粘连。

(二)术后护理

1.饮食

鼓励进食促进骨折愈合的食物，如排骨汤、牛奶、鸡蛋等。

2.体位

抬高患肢。

3.病情观察

监测生命体征、患肢及伤口局部情况。

4.功能锻炼

方法参见术前。

六、健康指导

(一)体位

股骨中段以上骨折患者下床活动时，应始终保持患肢的外展位，以免因负重和内收肌的作用而发生继发性向外成角突起畸形。

(二)扶拐锻炼

由于股骨干骨折后的愈合及重塑时间延长，所以需较长时间扶拐锻炼。扶拐方法正确与否与发生继发性畸形、再损伤甚至臂丛神经损伤等有密切关系。因此，应教会患者正确使用双拐。

拐杖是辅助步行的一种工具，常用的有前臂拐和腋拐。前臂拐轻便，使用方便，拐的把手位置可依患者上肢长短调节；腋拐靠腋下支撑，应用普遍。用拐注意事项：①拐杖下端必须安装橡皮头，以免拐杖压在地上滑动而致不稳；拐杖上端的横梁上须垫软垫，以免使用时压迫腋下软组织。②腋拐高度：以患者直立时，拐从腋窝到地面并向身体两侧分开，橡皮头距足 20 cm 为宜。过高，行走时拐杖将撑至腋下，引起疼痛不适，甚至难以行走；过低，则可发生驼背，感到疲劳。③单拐与双拐的选择与使用：腋拐可用单拐也可用双拐。单拐适用于因手术后恢复期、患肢不能完全负重，而需借助单拐来增加健侧对整个身体重量的支撑，大部分置于健侧。当一侧下肢完全不能负重时，必须使用双拐，这样可增加行走时的平衡，且省力。双腋拐使用方法：先将两拐同时稳放在两腿前方，然后提起健肢移到两拐的前方，再将两拐同时向前方移到健肢前方，如此反复，保持两拐及一健肢形成一个等边三角形。④防跌倒：患者初次下地时，应有护理人员在旁扶助，并及时给予帮助与鼓励，指导用拐，防止患者因不习惯而失去重心跌倒及出现情绪低落。初次下地时间不可过长，以后逐渐延长下地时间。

(三)复查

2～3 个月后行 X 线复查。若骨折已骨性愈合，可酌情使用单拐而后弃拐行走。

第九节 髌骨骨折

髌骨是人体最大的籽骨，对膝关节、股四头肌的伸膝起重要作用。间接暴力多引起横形骨折，而直接暴力往往引起粉碎性骨折。

一、临床表现

外伤后膝部疼痛、肿胀、血肿及功能障碍，横行骨折在受伤后不久有明显的横行凹陷。X线检查可以明确骨折类型和移位程度。

二、治疗

(一)非手术疗法

抽尽膝关节内积血,保持于伸直位,加压包扎3～4周。

(二)手术疗法

1.切开复位髌骨周围缝合固定(髌骨环扎术)

该方法适用于粉碎性骨折或横行骨折移位较大且后关节面平整者。

2.张力带钢丝固定术

该方法适用于横断移位超过1 cm的横行骨折。

3.髌骨部分切除

对髌骨上半或下半粉碎性骨折,予以复位固定完整部分大于髌骨一半者,注意缝合股四头肌扩张部筋膜。

4.髌骨全切术

严重粉碎性骨折、年龄较大者,可做髌骨全切除术,同时修补股四头肌扩张部分和关节囊。重叠缝合伸膝装置,防止软组织松弛。

三、护理问题

(1)有体液不足的危险:与外伤后出血有关。

(2)疼痛:与损伤、牵引有关。

(3)有周围组织灌注异常的危险:与神经、血管损伤有关。

(4)有感染的危险:与损伤有关。

(5)躯体移动障碍:与骨折脱位、制动、固定有关。

(6)潜在并发症:脂肪栓塞综合征、骨筋膜室综合征、关节僵硬等。

(7)知识缺乏:缺乏康复锻炼知识。

(8)焦虑:与担忧骨折预后有关。

四、护理目标

(1)患者生命体征稳定。

(2)患者疼痛缓解或减轻,舒适感增加。

(3)能维持有效的组织灌注。

(4)未发生感染或感染得到控制。

(5)保证骨折固定效果,患者在允许的限度内保持最大的活动量。

(6)预防并发症的发生或及早发现及时处理。

(7)患者了解功能锻炼知识。

(8)患者焦虑程度减轻。

五、护理措施

(一)心理护理

给予患者生活上的照顾,及时解决患者的困难,给患者以精神安慰,减轻其焦虑心理。

(二)观察病情

(1)注意观察局部的情况。

(2)手术后应观察伤口的渗出情况。

(三)疾病护理

(1)抬高患肢,保持功能位置,以利静脉回流,减轻肿胀。

(2)疼痛时遵医嘱给予止痛剂。

(3)手术者按骨科手术前、后护理常规护理。

(4)石膏固定者按石膏固定护理常规。

(5)石膏固定 3～4 周开始功能锻炼。

六、健康指导

(一)环境

环境应安静舒适,并为生活不能自理的患者提供方便。

(二)心理指导

(1)讲解疼痛的原因及解决的方法。

(2)说明外固定的意义,抬高患肢的目的。

(3)固定 3～4 周后开始功能锻炼,介绍功能锻炼的意义,以取得配合,并教会其正确的方法。

(三)饮食

做好饮食指导。

第十节　胫腓骨骨折

一、病因

(一)直接暴力

胫骨、腓骨骨折线多在同一水平面上。

(二)间接暴力

骨折线为长斜行、螺旋形,骨折线不在同一水平面上。

二、诊断

局部肿胀、疼痛,可致成角畸形、患肢短缩及异常活动,常伴有皮肤损伤。X线可确定骨折的类型。此外还应注意有无动脉及腓总神经损伤。

三、治疗

(一)无移位骨折或青枝骨折

可用石膏托固定4～6周。

(二)移位骨折

1.稳定型骨折

手法复位,石膏外固定。

2.不稳定型骨折

不稳定型骨折可行跟骨牵引、石膏外固定或加压钢板、髓内针内固定,也可采用外固定架。切开复位内固定术应慎重,尽量减小软组织剥离范围。

开放性骨折应尽早清创一期缝合创口,对于软组织挫伤严重、伤口污染严重的患者,应严格按开放性骨折治疗原则进行处理。

四、护理问题

(一)有体液不足的危险

与创伤后出血有关。

(二)疼痛

与损伤、牵引有关。

(三)有周围组织灌注异常的危险

与神经、血管损伤有关。

(四)有感染的危险

与损伤有关。

(五)躯体移动障碍

与骨折脱位、制动、固定有关。

(六)潜在并发症

脂肪栓塞综合征、骨筋膜室综合征、关节僵硬等。

(七)知识缺乏

缺乏康复锻炼知识。

(八)焦虑

与担忧骨折预后有关。

五、护理目标

(1)患者生命体征稳定。

(2)患者疼痛缓解或减轻,舒适感增加。

(3)能维持有效的组织灌注。

(4)未发生感染或感染得到控制。

(5)保证骨折固定效果,患者在允许的限度内保持最大的活动量。

(6)预防并发症的发生或及早发现及时处理。

(7)患者了解功能锻炼知识。

(8)患者焦虑程度减轻。

六、护理措施

(一)常规护理

1.心理护理

多与患者沟通,了解患者的思想情况,使患者树立战胜疾病的信心。

2.活动指导

固定期间做静止位肌肉收缩锻炼,外固定解除后逐步开始功能锻炼。

3.有效固定

随时调整外固定的松紧,避免由于伤肢肿胀后外固定过紧造成压迫。

(二)疾病护理

(1)保持环境安静、舒适。

(2)抬高患肢减轻肿胀。

(3)查明疼痛原因后可遵医嘱给予止痛剂。

(4)告知患者如有感觉麻木、患肢憋胀等应及时告知医师、护士。

(5)指导患者配合医师进行功能锻炼。

(三)病情观察

(1)密切观察生命体征,如发生异常应及时通知医师处理,严密观察患肢末梢血液循环情况。

(2)骨牵引针眼处每天换药,保持床单位清洁。

(3)及时给予生活上的照顾,解决患者的困难。

(4)有较大张力性水疱形成时,应穿刺抽出液体以促进吸收。

七、健康指导

(一)功能锻炼

伤后早期可进行髌骨的被动活动及跖趾关节和趾间关节活动。外固定去除后,充分联系各关节活动,逐步下地行走。

(二)医疗护理措施的配合

严格按照医嘱进行功能锻炼。

精神科护理

第一节　神经性厌食

一、护理评估

(一)生理方面

(1)体格检查需详细进行,要重点注意生命体征,体重与身高、年龄的比例,皮肤、心血管系统及引吐和服用利尿剂、导泻剂的情况。其他方面还包括心理疾病史、药物滥用史、家庭情况评估等。

(2)躯体健康状况,包括患者的意识状态,生命体征,全身营养状况、身高和体重,皮肤弹性,双下肢有无水肿,指(趾)甲和牙齿的情况,女性患者是否闭经及闭经的时间。

(3)患者体重变化情况。

(二)心理方面

(1)患者所认为的理想体重和对自身体型的看法。

(2)饮食习惯和结构,包括患者目前每天的食谱、进食量,以往的食谱、进食量,患者对食物的认识以及偏好。

(三)家庭社会方面

(1)患者对营养知识有无正确的认识。

(2)家庭系统能否有效干预和应对患者的节食行为。

二、护理措施

(一)生理方面

1.保证营养,维持正常体重

向患者讲解低体重的危害,并解释治疗目的,以取得患者的配合。评估患者达到标准体重和正常营养状态所需的能量。根据患者的饮食习惯、文化水平、宗教、经济水平、家庭饮食方式等情况，与营养师和患者一起制订饮食计划和体重增长计划，确定目标体重和每天应摄入的最低限度能量以及进食时间，并根据患者的体重情况不断修改。制定食谱时，各种营养素的搭配要均衡合理，以维持正常的新陈代谢，保证患者身体的营养需求。每天所需食物分3次进食，中间可加2～3次甜食，达到既保证能量又减轻饱胀感的目的。进食、进水速度要注意从最小量开始，逐步缓慢增量，食物性质也应按液体、半流质、软食、普食的顺序逐渐过渡，使患者胃肠道逐渐适应，同时减轻饱胀感。在体重恢复过程中要特别注意体重增加的速度，以每周增加0.5～1 kg为宜，过快易导致急性胃扩张和急性心力衰竭。目标体重为标准体重的85%～90%，以防患者过度关心体型，而抗拒治疗。食物种类宜选择低脂、低盐食物，并避免选用精加工食物，以防消化不良、水肿、血糖过高和便秘的发生。鼓励患者按计划进食，如果患者严重缺乏营养又拒绝进食，在劝其进食的基础上可辅以胃管鼻饲或胃肠外营养，以保证患者必要的进食量。每天定时使用固定体重计测量患者体重，并密切观察和记录患者的生命体征、出入液量、心电图、实验室检查结果(电解质、酸碱度、血红蛋白等)直至上述项目指标趋于平稳为止。同时评估皮肤和黏膜的色泽、弹性和完整性。如有异常，及时向主管医师反馈。进食时和进食后需严密观察患者，以防患者过度运动或采取引吐、导泄等清除行为。

2.其他生理护理问题

贫血和营养不良导致的活动无耐力、体液不足等护理问题，需采取相应护理常规。

(二)心理方面

通常运用认知行为治疗技术对患者进行干预。

1.纠正患者的体象障碍

内容包括：①与患者建立相互信任的关系，向患者表示关心和支持，使患者有被接纳感。②评估患者对肥胖的感受和态度，鼓励患者表达对自己体象的看法，包括喜欢和不喜欢的方面和对体象改变的感受，以及重要关系人物的看法和态度对自己的影响。③患者实际的身体尺寸与其主观感受做对比，帮助患者认识其主观判断的错误。④鼓励患者进行适当的自身修饰和打扮，鼓励患者总结自己的优点，尤其是身体形象方面的长处。⑤鼓励患者与镜中的自己进行积极对话，听取他人对自己外形的表扬。⑥帮助患者认识“完美”是不现实的，并帮助他认识自己对“完美”的理解。⑦鼓励患者参与决策，以增加患者对环境的控制感，并通过正向反馈，如表扬、鼓励等，帮助患者学会接受现实的自己。

2.帮助患者重建正常的进食行为模式

内容包括：①帮助患者正确理解体型与食物的关系，制订宣教计划，帮助患者认识营养相关问题，例如减肥、节食等是增加暴食发生的因素以及长期节食对生理功能的不良影响等。②提供安静、舒适的进食环境；鼓励患者自行选择食物种类，或提供适合患者口味的饮食，对患者进食时间加以限制，一般要求不超过30分钟，以保证患者的进食速度；患者进餐时，护士应陪伴在旁，至餐后至少1小时，以确保患者按量摄入食物，无诱吐、导泻行为发生；对于患者餐后的异常行为，如长时间沐浴或其他过度活动等，要进行限制；当患者体重增加或主动进食时，给予一定奖励。如体重减少或拒绝进食、过度运动、诱吐时，则取消或收回奖励作为惩罚。利用此正强化和负强化的方法，帮助患者恢复正常的饮食行为模式。

3.帮助患者重组导致神经性厌食发生的歪曲信念

内容包括：①帮助患者识别引起逃避食物摄取行为的不合理信念，如“进食导致肥胖”“感到肥胖就是真的肥胖”等。②向患者指出其思维方式和信念是不合理的，并引导患者理解其不合理信念与进食障碍的关系（即不合理信念导致情绪障碍，情绪障碍引发进食障碍）。③向患者指出其厌食行为是由自身的不合理信念造成的，因此患者有责任去改变这种不合理信念。④和患者一起针对不合理信念进行辩论，验证真实性。通过对患者不合理信念的质疑和启发式的提问，帮助患者思考和反省，认识到这些信念的不合理性，促进患者放弃不合理信念。⑤帮助患者学习以合理的信念思考问题，并鼓励患者身体力行，验证新理念的有效性。

4.掌握行之有效的应对策略，预防复发

进食障碍在遭受应激时容易复发，因此需要教会患者处理应激事件的策略，以防复发。①预测将来可能发生的应激事件。②按应激强度由低到高想象诱发焦虑的事件或情景。③回忆过去曾有过的成功应对方法。④通过放松技术、角色扮演、自我教导等方法，寻求和制订应对未来可能的焦虑事件和情境的有效方法，记录备查。⑤遇到情绪困扰时，采用社会交往、娱乐活动、工作等方式转移注意力，缓解心理紧张。

5.其他心理问题的护理

内容包括：①探明患者神经性厌食背后隐藏的情绪冲动。②注重对患者情绪反应的评估，如有无抑郁、有无自杀的危险和滥用药物的情况，根据情况进行相应的心理护理。

(三)家庭社会方面

(1)家庭干预的目的是帮助家庭找到对患者疾病造成影响的不良因素并帮助家庭消除这些因素。对患者家庭进行宣教,帮助他们关注患者的病情,并鼓励家属参与家庭治疗和集体治疗,对于因家庭矛盾冲突而患病的患者,尤其有重要意义。

(2)主要方法为指导家庭对患者的教育管理方法,提倡疏导而不是制约,对必要的照顾技巧进行示范并提供练习机会,指导家庭与患者之间加强沟通。

(3)家庭干预可分为 3 个阶段:第一阶段了解厌食患者的家庭背景;第二阶段解除家庭对患者的过度保护,鼓励患者独立生活,逐步控制神经性厌食;第三阶段预防复发。

第二节 神经性贪食

一、护理评估

(一)生理方面

(1)体格检查:需详细进行,尤其要重点注意生命体征,体重与身高、年龄的比例,皮肤、心血管系统的情况。

(2)饮食习惯和结构:包括患者目前每天的食谱、进食量,以往的食谱、进食量,患者对食物的认识以及偏好。

(3)评估患者是否存在暴饮暴食的行为,进食后是否主诉胃痛、胃胀,以及进食后催吐剂、导泻剂和其他催吐方法的使用情况。

(4)其他方面:包括心理疾病史、药物滥用史、家庭情况评估等。

(5)躯体健康状况:包括患者的意识状态、生命体征、全身营养状况、身高和体重、皮肤的弹性、双下肢有无水肿、指(趾)甲和牙齿的情况、女性患者是否闭经及闭经的时间。

(6)患者体重变化情况。

(二)心理方面

(1)患者所认为的理想体重和对自身体型的看法。

(2)评估患者的情绪状况,是否存在抑郁、焦虑、兴奋、易激惹等不良情绪,有无自杀、自伤倾向。

(3)应对方式和心理防御机制的运用情况。

(三)家庭社会方面

(1)患者及其家属对本病的认识和态度。

(2)应激源及强度评估,包括有无明确的应激源、应激源情况、其发生时间与病情的关系等。

二、护理措施

(一)生理方面

1.饮食护理

护理内容:①向患者说明体重在一定范围内都是可以接受的,不要有意节食,因为节食容易导致饥饿,引起贪食发作和因呕吐等清除行为导致一系列并发症,如电解质紊乱等。②评估患者达到标准体重和正常营养状态所需的热量。③根据患者的饮食习惯、文化水平、宗教、经济情况、家庭饮食方式等情况,与营养师和患者一起制订饮食计划,避免消化不良、水肿、血糖过高和便秘的发生。④鼓励患者按计划进食,每天 3～4 餐,必须定时定量,不吃零食,进食时不做其他事情。⑤必要时可给予胃管鼻饲或胃肠外营养。⑥密切观察和记录患者的生命体征、出入液量、心电图、实验室检查结果(电解质、酸碱度、血红蛋白等)直至上述项目指标趋于平稳为止,同时评估皮肤和黏膜的色泽、弹性和完整性,如有异常,及时向主管医师反馈。⑦进食时和进食后需严密观察患者,以防患者过度运动或采取引吐、导泄等消除行为。

2.药物护理

因患者对疾病缺乏认识,对服药有抵触情绪,有藏药现象,故在发药时需要有 2 人在场,帮助患者服药,以保证药物治疗的疗效。

(二)心理方面

通常运用认知行为治疗技术对患者进行干预。

1.认知治疗

通过认知治疗矫正体象障碍和"惧胖"的超价观念。①首先尊重、接纳、理解患者,建立相互信任的护患关系是认知治疗的基础。②评估患者对肥胖的感受和态度,鼓励患者表达对自己体象的看法,包括喜欢和不喜欢的方面和对体象改变的感受，以及重要关系人物的看法和态度对自己的影响。③帮助患者重组导致进食障碍发生的歪曲信念，向患者指出其思维方式和信念是不合理的，并引导患者理解其不合理信念与进食障碍的关系(即不合理信念导致情绪障碍，情绪障碍引发进食障碍)；患者有责任去改变这种不合理信念，学习建立新的合理信念。④将患者实际的身体尺寸与其主观感受做对比，帮助患者认识其主观判断的错误。⑤鼓励患者进行适当的自身修饰和打扮。⑥鼓励患者与镜中的自己进行积极对话，听取他人对自己外形的表扬。⑦帮助患者认识"完美"是不现实的，并帮助患者认识自己对"完美"的理解。⑧鼓励患者参与决策，以增加患者对环境的控制感，并通过正向反馈如表扬等，帮助患者学会接受现实的自己。

2.行为治疗

帮助患者重建正常的进食行为模式。①帮助患者正确理解体型与食物的关系，制订宣教计划，帮助患者认识营养相关问题，例如减肥、节食等是增加暴食发生的因素。②制订限制伙食的计划，并运用正强化和负强化的方法鼓励患者实行计划；对于食物的限制，需在符合患者以往饮食习惯的前提下，逐步限制高脂、高糖食物和进食量，以便患者易于接受，能逐步建立规律适量的饮食习惯，同时教授患者采取一些自控技术；定点就餐，有人在场时就餐；记录每次进食量，以监控自己的进食次数和进食量；想暴食时，用散步、看电视或读书等方式分散注意力，以减少进食次数；尽量不测体重、不计算摄入量，以免因担心肥胖而节食；有意识地逐渐延长贪食一吐周期。

(三)家庭社会方面

同"神经性厌食"。

第三节　阿尔茨海默病

一、概述

阿尔茨海默病是一组病因未明的原发性退行性脑变性疾病。多起病于老年期，潜隐起病，进展缓慢、不可逆，临床上以智力损害为主。

二、护理

(一)护理评估

1.健康史、致病因素

询问有无家族史,有无病毒、细菌等感染史。病因不明,但重金属摄入者,随饮食或呼吸进入体内的有害元素也是阿尔茨海默病的诱因,比如铜、汞和铝。

2.身心状况

(1)症状评估:阿尔茨海默病患者多隐袭起病,临床上主要表现持续进行性认知功能减退及其伴随的社会生活功能减退和行为及精神症状。

(2)心理-社会状态:由于认知功能减退,自理能力下降,患者易产生焦虑、抑郁心理;低教育者,接受过正规教育的人其发病年龄比未受过教育者可推迟7~10年;离群丧偶者,长期情绪抑郁、离群独居、丧偶且不再婚、不参加社交活动、缺乏体力和脑力活动等心理、社会因素也易致阿尔茨海默病。

3.辅助检查

(1)影像学检查:对于阿尔茨海默病患者,CT或MRI显示有脑萎缩且进行性加重;正电子发射体层摄影(PET)可测得大脑的葡萄糖利用和灌注在某些脑区(在疾病早期阶段的顶叶和颞叶,以及后期阶段的额前区皮层)有所降低。

(2)心理测验:MMSE、长谷川痴呆量表可用于筛查痴呆;韦氏记忆量表和临床记忆量表可测查记忆;韦氏成人智力量表可进行智力测查。

(二)护理措施

1.心理护理

美国心理学家勒温曾经将人的心理活动和行为视为一种"场",这个场存在于人的头脑中,是对"心理事件"有实在影响的环境。因此,进行心理护理和心理支持尤为重要。我们应走出阿尔茨海默病患者情感淡漠的误区,认识到他们也有爱与归属的需要,掌握痴呆老人的心理特点;他们的世界一切都是陌生的,不能自我确认,充满恐惧,要有针对性地制订护理措施,以改善患者的心理环境,提高生活质量。

(1)语言沟通策略:在交谈内容上寻找愉快的刺激因子(记忆与情感交流过程密切相关,当人的后天生活习惯难以维持时,固有的个人愉快回忆可以作为刺激因子使记忆再生),引起患者的关注与兴趣,调动他们的思维。在沟通中注意恰当地运用肢体语言,表示鼓励、同情,使患者感到被尊重与关怀。每次只提一简单的问题,以诱导为主,避免斥责、拒绝等语言。

(2)亲情人际疗法：指增加亲属、晚辈、朋友的探视与交流，给予老人心理支持。增加痴呆老人的文体活动，以锻炼患者的沟通能力，培养乐观情绪，延缓疾病的发展。

2.认知功能障碍护理

(1)对记忆障碍的护理(回忆疗法)：鼓励老人回忆过去的生活经历，特别是让患者回忆一些愉快的事，激发患者的思维活动；帮助其认识目前生活中的人和事，以恢复记忆并减少错误判断；鼓励老人参加一些力所能及的社交活动，通过动作、语言、声音、图像等信息刺激，提高记忆力。对于记忆障碍严重者，通过编写日常生活活动安排表、制订作息计划、挂放日历等，帮助记忆。

(2)对智力障碍的护理：促进其多用脑、勤用脑，以刺激大脑的思维活动，并给患者制订切实可行的功能训练计划，包括语言、计算及理解功能训练，做到循序渐进、反复强化、持之以恒。如进行拼图游戏，对一些图片、实物、单词做归纳和分类，进行由易到难的数字概念和计算能力训练等。

(3)对思维障碍的护理：对思维贫乏的患者多给予信息及语言刺激，寻找患者感兴趣的话题，用患者经历过的重大事件，诱导启发患者用语言表达，刺激大脑的兴奋性。对思维活跃及紊乱的患者，改变话题，分散注意力，转移思路，使思维恢复到正常状态。对有妄想的患者，护理人员应态度和蔼亲切，语言恰当。注意谈话技巧，不可贸然涉及患者的妄想内容。

(4)对定向障碍的护理：必须有专人陪护，防止患者单独外出，以免走失，发生意外事件。对一些轻度痴呆患者进行定向力训练，如在日常生活护理时反复向患者讲述日期、时间、地点、天气等，使患者逐渐形成时间概念。

3.饮食护理

合理安排膳食，补充微量元素可预防痴呆的发生。改善阿尔茨海默病患者的身体状况，延长寿命，提高生活质量。①戒烟酒，严格控制暴饮暴食，饮食定时定量，以维护正常的消化功能。②多食富含卵磷脂、乙酰胆碱的食物，如鸡蛋、鱼、肉等，多食坚果、牛奶、麦芽等，有助于提高记忆力。③药膳：根据中医理论采用一些有益脑细胞的食物熬制，如山药粥，具有补脑髓、补五脏的作用；芝麻核桃粥，有补肾润燥、健脑和中的作用。

4.生活护理

根据患者自理程度，根据 Orem 的自理模式选择“全补偿”“半补偿”“支持教育法”。“全补偿”是指全部负责患者的生活护理；“半补偿”是指除督促训练外给予协助；“支持教育法”是指做好指导，协助其养成良好的习惯。

(1)预防感染:保持环境清洁、空气清新;根据气候变化增添衣物;保持卧床及大小便失禁患者的皮肤清洁、干燥,勤沐浴。

(2)安全护理:建立一个舒适、安全、温暖、明亮、空气新鲜的环境。卧床患者给予床挡加护,危险物品妥善保管,地面保持干燥,通道无障碍物。

5.睡眠护理

环境中的不合适刺激可增加患者原有的烦躁不安。睡眠紊乱的患者易导致行为异常,甚至攻击行为。为患者安排丰富的日间活动,尽量不安排睡眠时间,采用亮光刺激或设计室内光线(自然或人工)体现白天和黑夜的不同;睡前不大量进食,限制水的饮用;睡前可少量饮用牛奶等安神食品,必要时可服用中药成分的镇静安眠剂。

6.服药护理

指导监督患者服药,以免发生漏服或错服;对于服药的患者一定要看服,确认咽下,防止患者将药吐掉;观察药物不良反应,报告医师,便于及时调整给药方案。

7.病情观察

患者年老体弱,机体抵抗力差,再加上记忆和智力受损,因此表述症状困难,使症状隐蔽、不典型等。护理人员要仔细耐心观察病情,及时发现问题,及时处理,以免延误病情。并及时记录,做到小病不放过,无病不麻痹。

8.健康指导

加强对全社会的健康指导,提高对痴呆症的认识,及早发现记忆障碍,做到“三早”:早发现、早诊断、早干预。选择居家护理,家庭成员的精心护理对于巩固疗效、延缓病程具有重要意义。对家属或照料者进行痴呆疾病常识的宣教,通过定期家访,提高照料者的护理技能,指导照料者掌握与老年痴呆患者交流的方法,提高中晚期老年痴呆患者的生活质量。

第四节　血管性痴呆

一、概述

血管性痴呆是指由脑血管病变引起的痴呆,其起病急缓不一,病程具有波动性,多呈阶梯式发展,常伴有局限性神经系统体征,是老年期痴呆病因中的第

2 位原因，约占痴呆的 20%。

二、护理

（一）护理评估

1.健康史、致病因素（生理方面）

询问是否有高血压、冠心病、糖尿病、房颤、脑卒中等；是否有痴呆家族史；是否吸烟、饮酒；是否保存自理能力；营养状况、皮肤、排泄情况；睡眠形态；观察患者生命体征、有无神经系统阳性体征等。

2.心理（症状）状况和社会方面

（1）心理（症状）状况评估：①认知功能障碍。血管性痴呆的早期核心症状是近事记忆障碍。早期患者虽然出现记忆障碍，但在相当长的时间内，自知力保持良好，智能损害只涉及某些局限的认知功能，如计算、命名等困难。而一般推理、判断能力长时间保持正常，人格也相对完整，日常生活自理能力保持良好状态，故又称“局限性痴呆”“网眼样痴呆”。但随着病情的加重，认知功能损害加剧，情绪不稳或失禁更为突出，易激惹。此外还可出现定向障碍、语言障碍等。②行为精神症状。部分患者可有精神病性症状如幻觉、妄想等；在行为及人格方面也逐渐地发生相应的改变，如变得自私、吝啬、收集废物、无目的地徘徊等。病情进展具有被动性、阶梯样恶化的特点。③社会功能减退。在痴呆的发展过程中，生活自理能力逐渐下降，到晚期生活完全不能自理，不知饥饱，外出走失，大小便失禁，不认识亲人，达到全面痴呆。

（2）社会方面评估：患者的家庭和社会支持系统；患者亲属与患者的关系如何，负责照顾的家人是否觉得负担太重且不能得到放松；家人是否热心照顾患者。

（二）护理措施

1.饮食护理

合理的膳食可延缓血管性痴呆进展。应结合患者的健康状况，给予易消化、营养丰富、低脂肪、低糖、充足蛋白质及维生素饮食，以增加患者抵抗力。对轻度、中度痴呆患者可鼓励自行进食，速度要慢，不可催促，以防噎食。对重度痴呆患者应协助喂食，喂食时注意喂食速度和进食姿势，尽量取坐位或半坐卧位，以免发生呛咳。进食后指导患者保持坐位 30 分钟以上。若患者拒食，则不应勉强，可先让患者做些别的活动，转移注意力后再劝其进食。对失语及吞咽困难的患者，应及早进行吞咽功能训练；对严重吞咽困难的患者，可给予静脉输液或鼻饲，以补充能量。

2.排泄护理

鼓励患者多饮水、多运动，多食蔬菜、水果及粗纤维丰富的食物，养成良好的饮食及定时排泄习惯等，均可有效预防便秘。腹部按摩能改善肠胃功能、增强肠蠕动，可在每天清晨饮水后30分钟及餐后30分钟顺着肠的蠕动方向顺时针按摩，以利缓解便秘。一旦发生便秘及时给予通便药或缓泻药。

3.睡眠护理

血管性痴呆患者大多有睡眠障碍，认知障碍严重时，常白天休息，夜间吵闹。对于这种情况，首先要为患者创造良好的入睡条件，尽量减少或消除影响患者睡眠形态的相关因素，周围环境要安静、舒适；入睡前用温水泡脚；不要进行刺激性谈话或观看刺激性电视节目等；不要让老人饮浓茶、咖啡，吸烟，以免影响睡眠质量；对严重失眠者可给予药物辅助入睡。每天应保证有6～8小时的睡眠。对于昼夜颠倒的患者，如病情许可，白天要让其有适度的活动，尽量不让患者在白天睡觉，增加活动，保持兴奋，以使他们能在夜间休息，保证患者足够的休息和睡眠。

4.生活护理

痴呆患者由于认知能力下降、精神行为异常、定向力障碍导致生活能力下降，护理时应根据不同患者的不同病情因人制宜地采取个性化的护理措施。对于轻、中度的痴呆患者，除了给予适度的生活照顾外，应尽量指导其自理日常生活和保持良好的卫生习惯，采取适当措施制止患者的不卫生行为，并根据天气变化及时建议患者添减衣服，经常为病房开窗换气。对于长期卧床的患者，要为其定期翻身、拍背。对大小便失禁的患者，要及时协助处理大小便，保持皮肤、床铺的整洁、干燥，以减少发生感染、皮肤病及压疮的危险。

5.安全护理

血管性痴呆患者往往伴有思维混乱、记忆力减退、感觉迟钝、肢体功能运动障碍等，这些均为安全问题的危险因素。

(1)防跌倒：对每一位住院痴呆患者均需做好防跌倒风险评估，对跌倒高风险患者，切实落实好防跌倒措施。

(2)防自杀：在血管性痴呆的早期，患者的认知功能损害较轻，具有完好的自制力。当患者意识到自己的记忆力、工作和学习能力日渐下降，引起一系列的心理反应，如焦虑、抑郁等。患者在这种不良情绪或幻觉、妄想等支配下可能会发生自我伤害，因此，护理人员必须做好防自杀风险评估，加强高风险自杀患者管理，有效落实防自杀护理措施，如加强巡视，严密观察病情变化；加强危险品、药品管理等。

(3)防暴力:患者在幻觉、妄想支配下可能会出现暴力行为。护理人员应做好防暴力风险评估,密切观察有暴力倾向的患者,及时发现暴力行为先兆,进行有效护理干预,尽量把暴力行为消灭在初期。

(4)防出走:血管性痴呆患者伴有记忆障碍、定向障碍,离开病区时必须由护理人员或家属陪伴,避免发生走失或其他意外事件。

6.用药护理

对于吞咽困难的痴呆老人,可将药片掰成小粒或研碎后溶于水中服用;对于不能吞咽或昏迷的患者,应由胃管注入药物;对于有拒药、藏药行为的患者,应及时了解其拒药、藏药原因,耐心做好解释工作,并且严格执行发药规范,确保患者将药物服下。用药过程中密切观察用药作用与不良反应,如有异常及时通知医师处理。

7.认知功能障碍护理

(1)记忆训练:临床对痴呆患者进行记忆训炼的方法有瞬时记忆法(念一串不按顺序的数字,从三位数起,每次增加一位数,念完后立即让患者复述,直至其不能复述为止)、短时记忆法(给患者看几件物品,让患者回忆刚才看过的东西)、长时记忆法(回忆最近探望过的家人、朋友,看过的电视内容等)。进行记忆训练时可根据患者记忆损害的程度采取不同的训炼方式和内容,每次时间不宜过长,循序渐进,并经常给予鼓励。

(2)语言功能训练:痴呆患者均有不同程度的语言功能障碍,进行语言功能训练时护理人员要有足够的耐心,利用一切护理、治疗的机会,主动与患者交流。交流时注意力要集中,目光亲切,态度温和,让对方觉得自己非常关注彼此交流。说话自然、语调适中、吐词清晰、语言尽量简单通俗。

(3)定向力训练:临床常用现实定向治疗,即护理人员反复向患者提供关于目前情况的信息,如当前日期、时间、地点、周围人物、个人身份等,使患者逐渐恢复时间、地点、人物等定向力。

(4)思维障碍的护理:加强病情观察,从患者言行中及时了解幻觉、妄想发生的时间、内容、频率等,耐心倾听患者对幻觉内容的感受,给予安慰,使患者感到被关心、理解,千万不要与患者争辩,有些患者出现幻觉有规律性,可在其幻觉出现时鼓励患者参加感兴趣的活动,转移其注意力;对有妄想的患者,护理人员应态度和蔼亲切,语言恰当,注意谈话技巧,不可贸然触及患者的妄想内容。

8.肢体障碍护理

应尽早进行偏瘫肢体的被动运动、主动运动等，防止肌肉萎缩，促进瘫痪肢体功能恢复，降低致残率，并预防各种并发症发生。

9.健康教育

血管性痴呆重在早期预防。因此必须积极防治高血压病、高脂血症、糖尿病、脑卒中等；养成良好的生活习惯，生活有规律，适当运动，戒烟酒，注意劳逸结合；合理饮食，少食动物脂肪及胆固醇高的食物，多食蔬菜、水果，保持大便通畅。照护痴呆老人是一个漫长的过程，由于家属缺乏照护知识，特别是护理技能的缺乏，给家属带来了许多压力。所以，应加强对家属进行痴呆疾病常识的宣教及护理技能的指导，使他们能够正确对待患者，掌握疾病相关知识和发展规律，增强战胜疾病信心，提高照料能力，以提高中晚期老年痴呆患者的生活质量，延缓病情发展。

第五节 多动障碍

一、概述

多动障碍又称注意缺陷多动障碍，简称多动症，主要表现为与年龄不相称的注意力易分散，注意持续时间短暂，不分场合的过度活动和易冲动，常伴有学习困难，其智力正常或接近正常。患者通常男孩多于女孩，患病比例为(4～9)∶1。

二、护理

(一)护理评估

1.健康史

评估患者有无既往病史、药物过敏史、家族遗传病史等。

2.生理功能

各项躯体发育指标，如身高、体重是否达标，有无躯体畸形，有无营养失调、饮食障碍、睡眠障碍等。

3.心理功能

(1)情绪状态：有无焦虑、抑郁、恐惧、易激惹、淡漠或倒错等异常情绪。

(2)认知功能：有无主、被动注意障碍，记忆和智力的程度如何。

(3)意志和行为:与童年相比,有无活动明显增多,在不同场所是否一致,控制力如何,行为是否冲动、喜欢冒险等。有无偷窃、撒谎、逃学等行为。

4.社会功能

(1)生活自理能力:评估有无吃饭、穿衣、洗漱、大小便自理能力等。

(2)社会适应能力:评估学习、社会交往能力,有无学习困难,成绩如何;伙伴关系是否良好,是否合群;自我控制和防护能力及损害程度。

5.其他

评估家庭及社会支持系统、家属受教育程度、对该病的认识程度、家庭经济状况等;有无不正确的养育方式,有无现存或潜在的家庭矛盾和危机;有无家庭无法实施治疗方案的可能性存在等。

(二)护理措施

1.安全和生活护理

严密观察,防止病情变化而出现意外,确保环境安全。活动场所的物品应当简化,防止患者粗大动作或精细协调动作笨拙而导致损伤。防止患者由于社交障碍和冲动行为,而遭到他人的威胁或伤害。保证患者生长发育所需的营养,避免患者营养不良,注意患者的个人卫生,观察大小便情况,必要时可进行训练和督导,帮助患者养成良好的生活习惯。

2.心理护理

(1)护士应该对患者有足够耐心,关爱和保护患者,与其建立良好的关系,提高患者对治疗的依从性,保证治疗的顺利进行。

(2)行为矫正训练:及时对患者的行为进行正性或负性的强化,使患者学会适当的社交技能,用新的、有效的行为来代替不恰当的行为模式,比如可以让患者学会类似"一慢、二看、三行动"的自我提醒方法。让患者学习如何解决问题,预先估计自己的行为所带来的后果,克制自己的冲动行为,识别自己的行为是否恰当,在多种行为方式中选择最佳的或恰当的方式。避免歧视、体罚或其他粗暴的教育方式,要恰当运用表扬和鼓励的方式提高患者的自信心和自觉性,通过语言或中断活动等方式否定患者的不良行为。掌握使用正性强化和负性强化等方式培养患者的良好行为,以及使用惩罚的方式消除患者的不良行为的技巧。

3.药物治疗护理

监督患者服药,保证药物进入患者体内。同时观察药物疗效和不良反应,及时帮助患者适应药物不良反应,向家长解释药物不良反应的原因及处理方法。

4.健康教育

(1)集体健康教育:健康教育可以将有相同问题的患者集中到一起,充分发挥相互影响积极一面的方式,促进患者彼此学习,相互促进,同时也有利于培养患者的人际沟通能力及应对技巧。另外,也可以训练患者的集体意识,帮助其今后适应学校、家庭的集体生活。

(2)家庭健康教育:父母对患者的态度与儿童多动障碍的治疗效果有着密切的联系。因此,指导父母与孩子和谐相处,选择恰当的期望水平,对矫正患者行为有着积极的作用。同时,要求父母学会进行前后一致的、正性的行为矫正方法。对患者进行规律化的训练,充分给予爱与关怀,患者发生其他问题要及时就医,寻求正确的帮助。

第六节 品行障碍

一、概述

品行障碍指儿童期和青少年期反复、持续出现反社会行为、攻击性行为和对立违抗性行为,这些行为违反了相应年龄的社会行为规范和道德准则,影响儿童少年本身的学习和社交功能,损害他人或公共利益。品行障碍是儿童青少年期常见的行为障碍,国外患病率为1.5%～3.4%,国内患病率为1.45%～7.35%,通常起病于儿童晚期或青少年早期,男女患病率之比为(3～12)∶1。

二、护理

(一)护理评估

1.健康史

评估患者既往健康状况,有无既往病史、药物过敏史、物质滥用史、家族遗传病史等。

2.生理功能

各项躯体发育指标,如身高、体重有无异常,有无躯体畸形和功能障碍,有无营养失调、饮食障碍、睡眠障碍;有无受伤及有无感染等生理功能下降。

3.心理功能

(1)情绪状态:有无焦虑、抑郁、恐惧、易激惹、淡漠等异常情绪;有无自卑心理。

(2)认知功能:有无注意力、记忆和智力障碍等。

(3)意志行为:行为是否冲动,是否遵守秩序,有无爱管闲事、语言夸大等。有无偷窃、撒谎、逃学等行为。

4.社会功能

(1)生活自理能力:有无吃饭、穿衣、洗漱、大小便不能自理等。

(2)社会适应能力:评估学习、社会交往能力,有无学习困难,成绩如何;伙伴关系是否良好,是否合群;自我控制和防护能力及损害程度;与父母相处的方式等。

5.其他

评估家属受教育程度、对该病的认识程度、家庭经济状况等。有无不正确的养育方式,有无现存或潜在的家庭矛盾和危机;有无家庭无法实施治疗方案的可能性存在等。

(二)护理措施

1.安全和生活护理、心理护理

参见多动障碍的护理措施。

2.症状护理

观察患者异常行为发生频率,如说谎、逃学、打架、破坏行为、攻击他人、偷窃、欺诈等品行问题,及时与医师沟通,有针对性地进行处理。培养他们广泛的兴趣和爱好,使之心情愉快,减少紧张焦虑;配合医师进行认知行为治疗,采取负性强化法,减少其异常行为;鼓励患者参加集体活动,对于其健康行为进行正性强化,以建立正常的行为模式。同时告知患者如何正确解决问题,出现困难时,采取恰当的应付方式。

3.健康教育

帮助患者了解个人行为必须得到社会认可,否则将受到惩罚。同时提高家长的识别和处理能力,正确认识疾病、协调家庭关系、减少不利于品行障碍恢复的因素。

第七节 抽动障碍

一、概述

抽动障碍是一种起病于儿童期和青少年期,具有明显遗传倾向的神经精神性障碍。主要表现为不自主的、反复的、快速的一个部位或多部位肌肉运动抽动和发声抽动，并可伴有注意力不集中、多动、强迫性动作和思维或其他行为症状。一般不可克制，但短时间内可受意志控制。抽动可发生于身体的任何部位，通常被分为运动性抽动和发声性抽动。

二、护理

(一)护理评估

1.健康史

询问患者病史、家族史、既往健康状况。

2.生理功能

患者生命体征、身高体重、睡眠情况、饮食情况、大小便是否正常。

3.心理功能

(1)情绪状态：有无焦虑、抑郁、恐惧、易激惹、淡漠等异常情绪，有无自卑心理。

(2)认知功能：有无注意力、记忆和智力障碍等。

(3)意志行为：行为是否冲动，有无自伤行为、强迫、刻板、重复行为。

4.社会功能

(1)生活自理能力：有无吃饭、穿衣、洗漱、大小便不能自理等。

(2)社会适应能力：评估学习、社会交往能力。有无学习困难，是否合群；自我控制和防护能力及损害程度；与父母相处的方式等。

5.其他

评估家长的受教育程度、对该病的认识程度、家庭经济状况等；有无不正确的养育方式，有无现存或潜在的家庭矛盾和危机。

(二)护理措施

1.安全和生活护理

同“多动障碍”。

2.心理护理

(1)理解患者的行为表现，鼓励参加集体活动，转移患者的紧张、焦虑情绪，对表现良好的行为予以正面鼓励。

(2)与患者分析病情，正确认识抽动症状就像感冒一样是一种病，增强患者克服疾病的信心，消除自卑心理。

3.症状护理

(1)当患者抽动症状明显时，可暂时隔离，于病室内看护，避免他人围观议论。

(2)抽动症状明显时,帮助患者进行放松训练,通过全身肌肉的放松减轻或缓解抽动症状。

(3)平时合理安排日常作息,避免过度紧张疲劳,避免激烈、刺激的电脑游戏。

(4)做好并发症的护理。

4.药物治疗护理

观察药物疗效和不良反应,保证药物治疗的顺利进行。

5.健康宣教

(1)帮助家属认识疾病的特征,特别是不要与其他患者和家属发生矛盾。

(2)告知患者和家属坚持服药的重要性,避免间断用药、突然停药而导致疾病复发或加重。

第八节 心境障碍

一、概述

心境障碍又称情感性精神障碍,是以显著而持久的心境或情感改变为主要特征的一组精神障碍。主要表现为情感高涨或低落,伴有相应的认知和行为改变,可伴有精神病性症状,如幻觉、妄想等。本组疾病具有反复发作的倾向,间歇期完全缓解,部分可有残留症状或转为慢性。

心境障碍的基本表现为抑郁发作和躁狂发作两种完全相反的临床状态。而抑郁发作和躁狂发作的症状学诊断也就构成了心境障碍疾病分类学诊断的主要依据。

(一)抑郁发作

抑郁发作的主要特点是“三低”,即心境低落、思维迟缓、言语动作减少,还可伴有躯体症状。

1.心境低落

心境低落以显著而持久的情绪低落、兴趣缺乏、乐趣丧失为核心症状,抑郁的程度不同,可从轻度心境不佳到忧伤、无助、抑郁、悲观、绝望。患者感到心情沉重，生活没意思，高兴不起来，郁郁寡欢，度日如年，痛苦难熬，不能自拔。有些患者也可出现焦虑、易激惹、紧张不安，特别是更年期和老年抑郁患者更加明显。自我评价过低是对自我、既往和未来的歪曲认知。患者往往过分贬低自己的能力、才智，以批判、消极和否定的态度看待自己的现在、过去和将来，把自己说得一无是处，前途一片黑暗。强烈的自责、内疚、无用感、无价值感、无助感，严重时可出现自罪、疑病妄想，还可能出现关系妄想、被害妄想等。部分患者会出现幻觉，以幻听常见。

2.思维迟缓

思维迟缓是抑郁发作典型症状之一。患者联想困难、反应迟钝、思路闭塞、注意力困难、记忆力减退等，表现为语音低、言语缓慢、思考问题感到困难等。但有些患者则表现为不安、焦虑、紧张和激越。

3.言语动作减少

丧失兴趣或不能体验乐趣是抑郁患者常见症状之一。患者丧失既往生活、工作的热忱和乐趣，对任何事兴趣索然。常闭门独居，疏远亲友，回避社交，患者常主诉“没有感情了”“麻木了”“高兴不起来了”。

(1)精力丧失：无任何原因主观感到精力不足，疲乏无力。洗漱、衣着等生活小事困难费劲，力不从心。患者常用“精神崩溃”“泄气的皮球”来描述自己的状况。因此，生活被动、疏懒，蓬头垢面，不修边幅。

(2)消极悲观：内心十分痛苦、悲观、绝望，感到生活是负担，不值得留恋，以死解脱，可产生强烈的自杀观念和行为。抑郁发作患者最终会有10%～15%死于自杀。

4.伴随症状

抑郁患者常有食欲减退、体重减轻、睡眠障碍、性功能减退和心境昼夜波动等躯体症状，可伴有精神病性症状等。

(1)食欲减退、体重减轻：多数患者都有食欲缺乏、食欲减退症状，美食不再具有诱惑力，患者不思茶饭或食之无味，常伴有体重减轻。

(2)睡眠障碍：80%的抑郁患者有不同形式的睡眠障碍，其中以入睡困难最为多见，而以早醒(通常比平时早2～3小时醒来，醒后不能入睡，会陷入沉思悲哀中)最具有特征性，被称为抑郁障碍的生物学指标。

(3)性功能减退：疾病早期即可出现性欲减低，男性可能出现阳痿，女患者有性快感缺失。

(4)昼夜变化：患者心境有昼重夜轻的变化。清晨或上午陷入心境低潮，下午或傍晚逐渐好转，此时能进行简短交谈和进餐。昼夜变化发生率约50%。

(5)精神病性症状：部分患者可出现自责自罪、妄想或伴有幻听、关系妄想、被害妄想等。

(6)自知力不全：大部分抑郁患者自知力比较完整，主动求治，但存在明显自杀倾向的患者自知力可能有所扭曲，甚至缺乏对自己当前状态的清醒认识，以致失去求治愿望；伴有精神病性症状者的自知力不完整，甚至完全丧失自知力的比例较高。

(二)躁狂发作

躁狂发作的典型表现是“三高”症状，即心境高涨、思维奔逸和意志活动增多，也会有伴随症状。躁狂的临床症状相对稳定，缺乏抑郁发作的昼夜节律。

1.心境高涨

患者表现为轻松、愉快、热情、乐观、兴高采烈、无忧无虑。心境高涨往往生动、鲜明，与内心体验和周围环境相协调，具有感染力。患者常自称是“乐天派”“高兴极了”“生活充满阳光，绚丽多彩”。症状轻时可能不被视为异常，仅了解他的人可以看出这种表现的异常性。有时患者也可以易激惹情绪为主，尤其当有人指责他的狂妄自大或不切实际的想法时。表现为听不得一点反对意见，因细小琐事而大发雷霆，严重者可出现破坏或攻击行为。患者常常在患病早期表现为愉快而在后期则转换为易激惹。

2.思维奔逸

思维奔逸是指思维联想速度的加快。患者言语增多，高谈阔论，滔滔不绝，话题常随境转移，可出现观念飘忽、音联意联现象。患者常有“脑子开了窍”“变聪明了”“舌头跟思想赛跑”的体验。在心境高涨的基础上可以出现自我感觉良好，言辞夸大，说话漫无边际，认为自己才华出众，权位显赫，神通广大等，并可达到妄想的程度。有时可产生被害体验或妄想，但其内容一般并不荒谬，持续时间也较短暂。

3.意志活动增多

患者活动增多，喜交往，爱凑热闹，主动与人亲近，与不相识的人一见如故，好管闲事，打抱不平，整日忙碌，但做事虎头蛇尾，一事无成。尽管自己感觉什么都能干成，脑子灵光至极，但由于不能专心于某一事物之上，因此成事不足而败事有余。兴之所至狂购乱买，每月工资几天一扫而光，患者虽终日多说、多动，甚至声嘶力竭，却毫无倦意，精力显得异常旺盛。

4.伴随症状

(1)睡眠障碍:患者常伴有睡眠需要量减少,睡眠减少,但精力充沛。

(2)食欲改变:患者可出现明显的食欲增加,但由于活动过多,一般没有明显的体重增加。也有的由于活动过度,摄入量不足,反而会导致虚脱、衰竭,尤其是老年或体弱患者。

(3)性欲改变:患者性欲亢进,偶尔可出现兴之所至的性行为,有时则可在不适当的场合出现与人过分亲热、拥抱、接吻,却不顾别人的感受。

(4)精神病性症状:如前述的夸大妄想外,有的患者还会出现其他精神病性症状,如幻听、关系妄想、被害妄想等。

(5)其他症状:患者会出现自主神经功能紊乱的各种表现,如面色红润、双眼有神、心率加快以及交感神经亢进的症状(便秘等),有的患者会有焦虑等。

(6)自知力:轻度躁狂患者能保持一定自知力,而躁狂发作患者一般自知力不全。

(三)混合发作

混合发作指躁狂发作状和抑郁发作状在一次发作中同时出现,临床上较为少见。通常是在躁狂与抑郁快速转相时发生。例如,一个躁狂发作的患者突然转为抑郁,几小时后又再复躁狂,使人得到“混合”的印象。但这种混合状态一般持续时间较短,多数较快转入躁狂相或抑郁相。混合发作时躁狂发作状和抑郁发作状均不典型,容易被误诊为分裂心境障碍或精神分裂症。

(四)环性心境障碍

环性心境障碍是指心境高涨与低落反复交替出现,但程度均较轻,不符合躁狂发作或抑郁发作时的诊断标准。轻度躁狂发作时表现为十分愉悦、活跃和积极,且在社会生活中会做出一些承诺;但转变为抑郁时,不再乐观自信,而成为痛苦的“失败者”。随后,可能回到情绪相对正常的时期,或者又转变为轻度的情绪高涨。一般心境相对正常的间歇期可长达数月。环性心境障碍主要特征是持续性心境不稳定,这种心境的波动与生活应激无明显关系,与患者的人格特征有密切关系,过去有人称之为“环性人格”。

(五)恶劣心境

恶劣心境指一种以持久的心境低落状态为主的轻度抑郁,从不出现躁狂。常伴有焦虑、体不适感和睡眠障碍,但无明显的精神运动性抑制或精神病性症状,工作、学习、生活和社会功能不受严重影响,常有自知力,有求治要求。患者在大多数时间里，感到心情沉重、沮丧；对工作兴趣下降，无热情，缺乏信心；对未来悲观失望，常有精神不振、疲乏、效率降低等体验，严重时也会有轻生的念头。

抑郁常持续2年以上，其间无长时间的完全缓解，如有缓解，一般不超过2个月。此类抑郁发作与生活事件和性格都有较大关系，也有人称之为"神经症性抑郁"。躯体症状诉说也较常见。睡眠障碍以入睡困难、噩梦、睡眠较浅为特点，常伴有头痛、背痛、四肢痛等慢性疼痛症状，还有自主神经功能失调症状，如胃部不适、腹泻或便秘等。但无明显早醒、昼夜节律改变及体重减轻等生物学方面改变的症状。

二、护理评估

对心境障碍患者进行评估时，除了从现病史、既往史、个人发育史、家族史等方面进行评估外，还可以从生理功能、心理功能和社会功能等多方面去了解和评估患者病前个性特点、病前生活事件、患者应对挫折和压力的心理行为方式和效果；患者所面临的困境和出现的问题，对治疗的态度；还应对患者的家庭、生活环境、可利用的社会支持系统等情况进行全面分析，特别是对患者的危险行为，如冲动伤人、自伤自杀等需要重点评估。

(一)抑郁发作的护理评估

1.生理情况

评估患者的营养状态、睡眠状况、排泄情况、卫生习惯、身体特征等。评估方法：观察患者有无饮食减少所致的营养不良、水和电解质紊乱，体重有无变化；患者睡眠状况有何异常；患者大小便的次数、性质和量的情况；患者生活自理程度，衣着是否整洁，身上有无异味等；自伤、自杀所致的躯体损伤。

2.精神症状

评估患者的思维联想及内容改变情况，患者的语速是否过于缓慢，能否有效沟通，注意力是否集中以及对疾病有无自知力；评估患者的情绪状态，是否情绪低落、自我评价过低、悲观厌世，情绪的波动有无规律；重点评估患者有无自杀企图和行为，特别要注意评估患者有无自杀先兆症状(如沉默少语、烦躁不安、失眠、拒食等)。

3.社会心理方面

评估患者的家庭环境、经济状况、人际关系、社交能力及社会支持系统等。

(二)躁狂发作的护理评估

1.生理情况

评估患者的营养状态、体重改变情况、睡眠状况、排泄情况、活动情况、生活自理程度，特别注意躁狂发作患者有无脱水、外伤等情况。

2.精神症状

评估患者的思维联想和内容改变情况，有无幻觉、妄想及其对患者的影响，患者对疾病有无自知力；评估患者对住院的态度和合作程度；评估患者的情绪状态，是否情绪高涨、自我评价过高、易激惹及情绪变化的情况；重点评估患者有无外跑、冲动、伤人、毁物等行为。

3.社会心理方面

评估患者的家庭环境、经济状况、人际关系、社交能力、工作情况以及社会支持系统等。

三、护理措施

护理措施必须遵循个体化的原则。因为每一个心境障碍患者都有各自的临床特点，都是独特的个体，尽管他们的医学诊断相同、护理诊断也可能相同，但每个患者的护理措施却不尽相同。

（一）抑郁发作的护理措施

1.生理护理

为患者提供合适的治疗环境，维持正常的营养、睡眠、排泄和生活自理等。

（1）提供安全的治疗环境：病房光线明亮、空气流通、整洁舒适，可以提高患者的情绪，增强生活自信心。做好安全检查，防止在入院时、会客或外出返回时将危险品带入病房。

（2）饮食护理：加强饮食调理，保证营养供给，并选择易消化、高蛋白的食物。抑郁的患者大多有营养不良，与情绪低落、自责自罪导致食欲下降，甚至拒食有关。因此，护理人员首先要了解患者不愿进食的原因，给予耐心解释，制订出相应的护理对策，如选择患者平时喜爱的食物、陪伴患者用餐、少量多餐等。若患者坚持不肯进食，则必须采取措施，如喂食、鼻饲、静脉输液等，以维持其身体日常需要。

（3）睡眠护理：患者常出现早醒、睡眠浅、入睡困难等。白天尽量避免卧床，护理人员应以坚定的语气鼓励患者，或陪伴患者，白天从事工娱活动，如做手工、下棋、唱歌、跳舞等。向患者讲解生理睡眠的重要性及睡眠与疾病的关系。晚上入睡前热水泡脚，保证安静的睡眠环境，避免看过于兴奋、激动的电视节目。遵医嘱给予必要的安眠药物等。由于抑郁发作有昼重夜轻的特点，早醒时往往为患者一天中抑郁情绪最重的时候，很多意外事件，如自伤、自杀等，在该时段发生，因此，清晨应加强护理巡视，对早醒者应予以安抚、防范。

(4)排泄护理：患者由于情绪低落、进食少、活动少，常出现便秘、腹胀、尿潴留等情况。护理人员应鼓励患者多喝水、常活动、多吃新鲜蔬菜和水果，并每天观察患者的排泄情况，发现异常及时处理。对3天无大便者，遵医嘱给予相应的缓泻剂或者灌肠；发现患者尿潴留时，应及时查明原因，采取针对性的措施，给予诱导排尿，让患者听流水声、下腹部放热水袋、按摩膀胱等，以及遵医嘱给药、导尿。

(5)生活护理：患者由于情绪低落、自责自罪等导致生活被动、个人卫生疏懒，护理人员应耐心引导、督促，必要时协助患者料理个人卫生，如沐浴、更换衣裤、整理仪表仪容等。有些严重的卧床不动的抑郁患者，需注意有压疮发生的可能，应帮助患者翻身、被动运动、清洁躯体卫生、料理大小便等。

2.治疗护理

(1)药物治疗护理：护理人员应确保患者每次将药物全部服下，保证药物治疗的效果。还要将所服药物剂量、常见的不良反应及处理措施告知患者，同时密切观察患者服药后的情况。出现药物不良反应，及时处理。

(2)自伤、自杀患者护理：这是护理临床工作的重点。需要熟悉抑郁患者的病情，既往自伤、自杀的形式、程度等。护理人员应随时注意病房的安全检查，了解患者自杀意志的情况及可能采取的方法。经常与患者一起交流，敢于针对其自伤、自杀问题进行交谈，鼓励患者表达内心感受，如不良的情绪、消极厌世的想法、自伤自杀的冲动想法，及早辨别自伤自杀的企图，采取有效的措施，防止意外发生。对于特别严重的患者，需要专人看护，同时鼓励患者参加集体活动，避免独自相处。

3.心理护理

(1)建立良好的护患关系：护理人员要以真诚、支持和理解的态度对待患者。抑郁患者往往因思维迟缓而言语减少和语速缓慢，在沟通的过程中，应允许患者有足够反应和思考的时间，并耐心倾听，不要表现出不耐烦甚至嫌弃的表情和行为。与患者交谈时，应避免使用简单生硬的语言，要避免使用直接训斥性的语言，以免加重患者的自卑感。也不要过分认同患者的悲观感受，避免强化患者的抑郁情绪。交谈中应尽量选择患者感兴趣的或较为关心的话题，鼓励和引导他们回忆以往愉快的经历和体验，用讨论的方式抒发和激励他们对美好生活的向往，同时注意尊重患者的隐私权。

在与患者语言交流的同时，应重视非语言沟通的作用。有时静静地陪伴、关切爱护的目光注视、轻轻地抚摸等非言语性沟通方式，配合简单、中性、缓慢的语言，往往能够使严重的抑郁症患者从中感到关心和支持。通过这些活动逐渐引导患者注意外界，同时利用治疗性的沟通技巧，协助患者表达其自身的感受。

(2)改善抑郁情绪：护理人员在照顾抑郁患者时，首先自身要具备稳定、温和、接受的态度，要有耐心和信心。抑郁患者往往情绪低落，对任何事物都失去兴趣，甚至有自责、自罪感、意志活动减退等症状，因此护理人员在与患者相处时会倍感困难。这就要求护理人员以平常心态接受患者，必须有耐心并相信患者可能改变。

抑郁患者的认知方式总是呈现一种“负性的定式”，对自己或外界事物常不自觉地持否定的看法，称为负性思考。护理人员必须协助患者确认这些负性思考，然后设法打断这种负性循环。可以帮助患者回顾自身的优点、长处、成就来增加患者对自身或外界的正向认识；还可以协助患者检视自己的认知、逻辑与结论的正确性，修正不合实际的目标，协助患者完成某些建设性的工作和参与社交活动，减少患者的负向评价，并提供正向加强自尊的机会。

(3)增加其自信心：护理人员可以与患者讨论其抑郁体验，帮助其分析、认识精神症状，减少患者由于缺乏对疾病的认识而出现的焦虑、抑郁情绪，反复向患者表达其症状和疾病是可以治愈的，以增加患者树立战胜疾病的自信心。同时训练患者学习新的心理应付方式，在护理过程中，要创造一个积极的人际交往机会，协助患者改善以往消极被动的交往方式，逐步建立积极健康的人际交往方式，增加人际交往技巧。另外，还应改善患者处处需要别人关照和协助的心理，并通过学习和行为矫正训练的方式，建立新的应对技巧，为患者今后重新融入社会，独立处理各种事务打下良好基础。

4.社会方面护理

(1)日常家庭生活护理：护理人员应了解患者的情趣爱好，鼓励其参加有趣味的活动，帮助患者与周围人交往，关注患者的进步并给予表扬。还可以帮患者拟定一个简单的作息时间表，内容包括起居、梳理、洗漱、沐浴，每天让患者自行完成作息时间表所规定的内容，同时给予积极的鼓励和支持。充分利用家庭资源，增进家属对疾病的认识，引导家属共同面对患者问题，调整家庭的适应能力。

(2)健康教育：指导患者和家属学习有关疾病知识及如何预防复发的常识，为患者创造良好的家庭环境和人际互动关系。指导家属帮助患者管理药物并监护患者按时服药，密切观察患者的病情变化和药物不良反应，以保护患者不受到自伤、自杀行为的伤害。

(二)躁狂发作的护理措施

1.生理护理

(1)提供安静的治疗环境:提供一个安全和安静的病房环境。躁狂患者往往躁动不安,很容易受周围环境刺激的影响,因此室内物品应陈设简单、整洁易用、颜色淡雅,可以帮助患者稳定情绪。

(2)饮食护理:躁狂患者由于兴奋、整日忙碌、体力消耗大而忽略了最基本的生理需求。因此护理人员必须为患者提供营养丰富、易消化的食物和充足的饮水,以维持患者所需的营养与水分。集体环境无法安心饮食时,可以考虑安排患者单独用餐,以防周围环境对患者的影响。

(3)睡眠护理:躁狂患者活动过度,睡眠需要减少,对环境很敏感,往往出现入睡困难,因此护理人员应为患者提供安静的睡眠环境,适当安抚患者,遵医嘱给予药物治疗。白天合理安排患者的活动时间,使患者能够得到适当的休息。

(4)生活护理:鼓励患者自行料理个人卫生、着装,对于异常的打扮给予指正,教导患者更好地体现个人修养。

2.治疗护理

(1)药物治疗护理:药物是治疗躁狂患者的有效方法。患者往往不承认有病,拒绝服药,因此在用药的过程中,护理人员应密切观察患者的合作性、药物的耐受性和不良反应,特别是对应用锂盐治疗的患者要更加关注,注意血液浓度的监测,熟悉锂盐中毒的症状和处理方法。对于恢复期的患者,护理人员应明确告知维持用药对巩固疗效、减少复发的意义,并了解患者不能坚持服药的原因,与患者一起寻找解决的方法。

(2)冲动伤人患者的护理:部分躁狂患者以愤怒、易激惹、敌意为特征,甚至出现破坏攻击、冲动伤人行为。护理人员对每个新入院患者应详细评估既往有无冲动伤人行为史及其原因,还应善于发现冲动伤人行为的先兆,当患者出现无理要求增多、情绪激动、挑剔、有意违背正常秩序、唇骂性语言、动作多而快等,应及时采取预防措施,设法稳定患者情绪,避免冲动伤人行为的发生。对处在疾病急性发作期的患者,应尽可能地满足其大部分合理的要求,对于不合理、无法满足的要求也应尽量避免采用简单、直接的方法拒绝,而应给予婉转的解释,以避免激惹患者。当面对患者的冲动伤人行为时,护理人员应沉着冷静、避免言语刺激,采取相应措施,降低患者的兴奋性,控制冲动伤人行为的程度和范围,必要时实施隔离或约束保护患者。

3.心理护理

(1)建立良好的护患关系:尊重、关心患者是建立良好关系的基础。护理人员应以平静、温和、诚信、稳重和坚定的态度接待患者。躁狂患者常常兴奋好动,语言增多,所诉说的诸多感受往往并非真正的内心感受和体验,而是用否认的意念来逃避真正的想法。因此,建立良好的护患关系有利于护患间的沟通和交流,让患者表达内心的真实想法,以利病情的缓解。

(2)增加自信心:护理人员应协助躁狂患者认识自己的疾病,同时学习新的相关知识。引导患者参与有兴趣的活动、简单的手工作业和整理室内环境,给予适当的肯定,以增强患者的自尊,树立自信心。尽量多与患者交流,让患者描述内心的想法,帮助患者逐渐认识自己的疾病,学会应对方法。

4.社会方面护理

(1)日常生活护理:指导患者参与有益的活动,以发泄过剩的精力。躁狂患者往往自觉精力旺盛、不知疲倦、急躁不安、易激惹等,容易发生破坏性行为,损坏周围的物品。护理人员应根据患者病情及场地设施等,安排既消耗精力又无竞争性的活动项目,如参加工娱活动、跑步、擦地板等;也可鼓励患者把自己的生活"写"或"画"出来,这类静态活动既减少了活动量,又可发泄内心感受。

(2)健康教育:指导躁狂患者及其家属掌握症状复发的先兆,预防复发。鼓励家属参与患者治疗的全过程;教会家属为患者创造良好的家庭环境,锻炼患者的生活和工作能力;指导家属学会识别、判断疾病症状的方法,使家属了解督促和协助患者坚持用药、定期门诊复查的重要性。

第九节 恐怖性焦虑障碍

一、概述

恐怖性焦虑障碍又称恐惧性神经症或恐惧症,指患者对外界某些处境、物体,或与人交往时,产生异乎寻常的恐惧与紧张不安,可致脸红、气促、出汗、心悸、血压变化、恶心、无力甚至昏厥等显著的焦虑和自主神经症状,因而出现回避反应。患者明知这种恐惧反应是过分的或不合理的,但仍不能防止恐惧发作,难以控制,于是极力避免导致恐惧的客观事物或情境,或是带着畏惧去忍受,因而影响其正常活动。

二、护理

(一)护理评估

1.主观资料

评估患者的恐惧情绪的强度、好发时间,持续的时间和范围,回避行为的表现,发作的频繁性、严重性和伴随症状,患者对发作的担心、焦虑和回避态度等。患者日常生活情况、自理能力、与周围环境接触如何、合作情况。

2.客观资料

评估患者生命体征、全身营养情况、睡眠和饮食状况、排泄状况,评估患者恐惧时是否有自主神经功能紊乱等症状,如呼吸急促、心悸、血压升高、皮肤潮红或苍白、出汗、肌肉紧张等。患者的行为表现、谈话方式,患者的面部表情、情绪表现。

3.相关因素

评估导致患者发病的原因。评估患者社会家庭情况、亲属中有无恐怖性神经症的患者,发病前有无生活事件的影响,患者恐惧好发的环境及发作前有无明显诱因。

(二)护理措施

1.做好心理护理

向患者说明恐怖性焦虑障碍的性质不是器质性的,而是由童年时期潜意识中的心理冲突造成的,或是刺激性事件多次出现形成条件反射的结果。与患者讨论其对危险情境的反应及原因,指导其学习减少恐惧情绪的应对技巧。

2.教导放松技巧

鼓励患者表达其所恐惧的物体和环境,减轻因此出现的恐惧,逐渐适应这些物体或环境。指导患者学会使用肌肉放松,教会患者自我催眠法,如闭上眼睛做深呼吸或依次计数,以减轻紧张恐惧的心理,使自己保持放松的心情。

3.建立健康行为

对自己的要求过高,过于追求完美,就容易患得患失,从而迷失自己,鼓励患者接受自己的现状。很多社交恐怖病是由不自信造成的,在护理过程中应给予关心,帮助患者看到自己的长处和优点,树立信心。

4.做好健康教育

帮助患者及其家属正确认识疾病,解释恐惧发作时自主神经功能紊乱症状是功能性的而非器质性的,不会给身体造成实质性的伤害。在良好的治疗关系的前提下,帮助患者学会用积极的心态去应对生活中出现的各类生活事件。

第七章 手术室护理

第一节 普外科手术的护理

普外科是外科领域中历史最长、发展较全面的学科。该学科内容广泛，是外科其他各专业学科的基础；其范围较大，除了各个专业学科，如颅脑外科、骨科、整形外科、泌尿外科等之外，其余未能包括在专科范围内的内容均属于普外科的范畴。普外科手术以腹部外科为基础，还包括了甲状腺疾病、乳腺疾病、周围血管疾病等。在实际工作中，普外科又可分出一些学科，如胃肠外科、肛肠外科、肝胆外科、胰腺外科、周围血管外科等。下面以几个经典的普外科手术为例，介绍手术的护理配合。

一、急性肠梗阻手术的护理配合

小肠分为十二指肠、空肠和回肠三部分。十二指肠起自胃幽门，与空肠交接处为十二指肠悬韧带（Treitz 韧带）所固定。回肠末端连接盲肠，并具回盲瓣。空肠和回肠全部位于腹腔内，仅通过小肠系膜附着于腹后壁。肠梗阻是指肠内容物不能正常运行、顺利通过肠道，是外科常见急腹症之一，常为物理性或功能性阻塞，发病部位主要为小肠。小肠梗阻是指小肠肠腔发生机械性阻塞或小肠正常生理位置发生不可逆变化，如肠套叠、肠嵌闭和肠扭转等。绝大多数机械性肠梗阻需做外科手术治疗，缺血性肠梗阻和绞窄性肠梗阻更需及时急诊手术处理。

（一）手术步骤及护理配合

1.手术前准备

手术患者取仰卧位，行全身麻醉。切口周围皮肤消毒范围为上至剑突、下至大腿上 1/3，两侧至腋中线。按照腹部正中切口手术铺巾法建立无菌区域。

2.主要手术步骤

（1）经腹正中切口开腹：22 号大圆刀切开皮肤，电刀切开皮下组织、腹白线、腹膜,探查腹腔。

(2)分离:切开相应肠系膜,分离、切断肠系膜血管,传递血管钳两把钳夹血管,解剖剪剪断,慕丝线结扎或缝扎。

(3)分别切断肠管近远端:传递肠钳钳夹肠管,15 号小圆刀于两肠钳间切断,移除标本,传递碘伏棉球擦拭残端(图 7-1)。

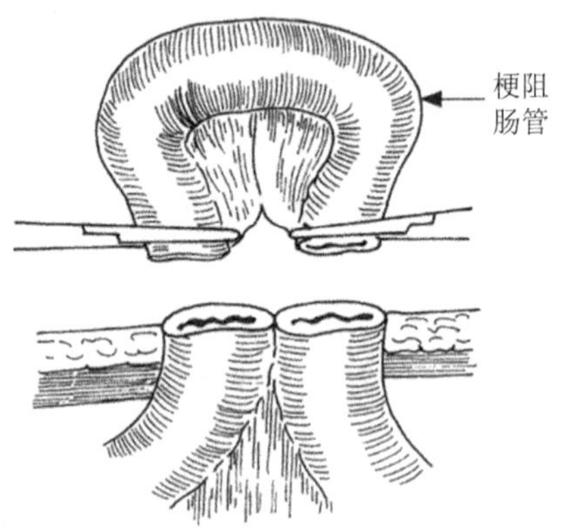

图 7-1　切断肠管

(4)关闭腹腔:传递温生理盐水冲洗腹腔;放置引流管,三角针慕丝线固定;传递可吸收缝线或圆针慕丝线关腹。

(5)行肠肠吻合:对拢肠两断端,传递圆针慕丝线连续缝合或传递管型吻合器吻合(图 7-2)。

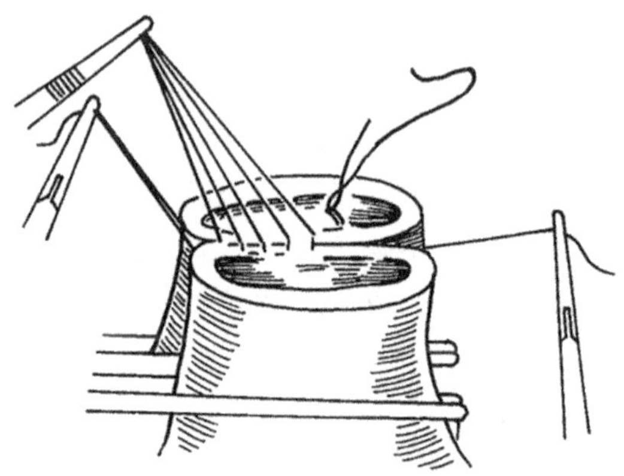

图 7-2　肠肠吻合

(6)关闭肠系膜裂隙:传递圆针慕丝线或可吸收缝线间断缝合(图 7-3)。

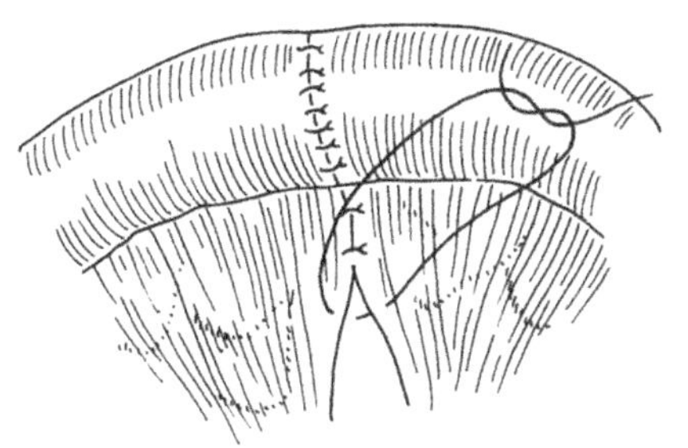

图 7-3 关闭肠系膜裂隙

(二)围术期特殊情况及处理

1.急诊手术,病情危急

手术室值班护士接到急诊手术通知单,立即安排手术室,联系相关病房做好术前准备,安排人员转运患者(病情危重的手术患者必须由手术医师陪同送至手术室)。

手术室护士按照手术要求,备齐手术器械及仪器等设备,如高频电刀、超声刀、负压吸引装置,检查仪器功能,并调试至备用状态。同时应预计可能出现的突发事件和可能需要的物品,以备不时之需。如这位患者为剖腹探查手术,除了肠道切除和吻合外,可能存在肠道破裂、腹腔污染,因此必须备齐大量冲洗液体。

同时应通知手术医师及麻醉师及时到位,三方进行手术患者手术安全核查,保证在最短时间内开始手术。

2.肠道吻合的护理配合

肠道吻合器是临床常用的外科吻合装置之一,在手术使用时,主要做好以下护理配合。

(1)型号选择:应按照医师要求,根据肠腔直径和吻合位置,目测或利用测量器,选择不同型号的吻合器,目前常用的肠道吻合器型号有 25～34 号,并分直线型和弯型吻合器。

(2)严格核对:手术医师要求使用 32 号直线型管型吻合器吻合肠腔,由于吻合器价格较为昂贵,为一次性高值耗材,巡回护士在打开吻合器外包装之前必须再次与手术医师认真确认吻合器的型号、规格,检查有效期及外包装完整性,均符合要求方可打开使用。

(3)配合使用:洗手护士将抵钉座组件取下交予手术医师,手术医师将抵钉座与吻合器头部分别放入将欲吻合的消化管两端,旋转吻合器手柄末端调节螺母,通过弹簧管及吻合器头部伸出的芯轴,将抵钉座连接固定于吻合器头部。医师进行击发，完成肠管钉合并切除消化管腔内多余的组织。

(4)使用后处置：吻合完成后，配合医师共同检查切下的组织切缘是否完整成环，以保证不出现吻合口瘘。吻合器使用后，按照一次性医疗废弃物标准处理，严禁任何人员将使用过的吻合器带出手术室。

二、甲状腺手术的护理配合

甲状腺是人体最大的内分泌腺体，位于甲状软骨下方，紧贴于气管两旁，由中央的峡部和左右两个侧叶构成。甲状腺由两层被膜包裹，内层被膜称甲状腺固有被膜，紧贴腺体并伸入到腺实质；外层被膜称甲状腺外科被膜，易于剥离，两层被膜之间有甲状腺动、静脉、淋巴结、神经和甲状旁腺等，因此手术时分离甲状腺应在此两膜间进行。当单纯性甲状腺肿压迫气管、食管、喉返神经等引起临床症状，或巨大单纯甲状腺肿物影响患者生活和工作，或结节性甲状腺肿有甲状腺功能亢进或恶变，或甲状腺良性肿瘤，都应行甲状腺大部或部分(腺瘤小)切除，其中甲状腺腺瘤是最常见的甲状腺良性肿瘤。

(一)手术步骤及护理配合

1.手术前准备

手术患者取垂头仰卧位，行全身麻醉。切口周围皮肤消毒范围：上至下唇，下至乳头连线，两侧至斜方肌前缘。

2.主要手术步骤

(1)切开皮肤、皮下组织及肌肉：传递22号大圆刀在胸骨切迹上两横指处切开皮下组织及颈阔肌。

(2)分离皮瓣：传递纱布，缝合在上下皮瓣处，牵引和保护皮肤；传递组织钳提起皮肤，电刀游离上、下皮瓣。

(3)暴露甲状腺：纵形打开颈白线，传递甲状腺拉钩牵开两侧颈前带状肌群，暴露甲状腺。

(4)处理甲状腺血管：传递圆针慕丝线缝扎甲状腺上动脉和上静脉、甲状腺下动脉和下静脉。

(5)处理峡部：传递血管钳或直角钳分离并钳夹峡部，传递15号小圆刀或解剖剪切除峡部。

(6)切下甲状腺组织：传递血管钳或蚊氏钳，沿预定切线依次钳夹，传递15号小圆刀切除，取下标本，切除时避免损伤喉返神经。传递慕丝线结扎残留甲状腺腺体，传递圆针慕丝线间断缝合甲状腺被膜。

(7)冲洗切口,置引流管,关切口:生理盐水冲洗,传递吸引器吸尽冲洗液并检查有无活动性出血;放置负压引流管置于甲状腺床,传递三角针慕丝线固定;传递圆针慕丝线依次缝合颈阔肌、皮下组织,三角针慕丝线缝合皮肤,或使用无损伤缝线进行皮内缝合,或使用专用皮肤吻合皮钉吻合皮肤。

(二)围术期特殊情况及处理

1.甲状腺次全切除术患者体位

甲状腺次全切除术的手术患者应放置垂头仰卧位,该体位适用于头面部及颈部手术。在手术患者全麻后,巡回护士与手术医师、麻醉师一同放置体位。放置垂头仰卧位时除了遵循体位放置一般原则外,还需注意:①在仰卧位的基础上,双肩下,使其与肩峰齐平,抬高肩部 20°,使头后仰颈部向前突出,充分暴露手术野。②颈下垫颈枕,防止颈部悬空。③头下垫头圈,头两侧置小沙袋,固定头部,避免术中移动。④双手平放于身体两侧并使用中单进行保护、固定。⑤双膝用约束带固定。

2.甲状腺手术术中发生电刀故障

术中发生高频电刀报警,电刀无法正常工作使用,巡回护士应先检查连接线各部分完整性以及电刀连接线与电刀主机、电极板连接线与电刀主机的连接处,避免连接线折断或连接部位接触不紧密的情况发生;查看电极板与手术患者身体部位贴合是否紧密,是否放置在合适部位,当进行以上处理后问题仍未解除,应更换电刀头,如仍无法正常使用,更换高频电刀主机,及时联系厂家维修。此外,当手术医师反映电刀输出功率不够,要求加大功率时,巡回护士不可盲目加大功率,造成手术患者发生电灼伤隐患;应积极寻找原因,检查电刀各连接线连接是否紧密的同时,提醒洗手护士及时清除电刀头端的焦痂,保持良好传导性能。

3.手术并发症

手术患者在拔管后突然自觉呛咳、胸闷、心悸、呼吸困难、氧饱和度下降等情况,说明很可能由于手术止血不彻底,形成了切口内血肿。应立即通知手术医师及麻醉师进行抢救,并查看手术患者情况:若伤口敷料有渗血、颈部肿胀、负压引流内有大量新鲜血液,则可初步判断为切口内出血所致,应立即备好手术器械,准备二次手术止血。手术室护士首先应配合麻醉师再次气管插管,保持呼吸道通畅;传递线剪或拆钉器,协助手术医师打开切口,清除血肿,解除对气管的压迫,寻找并结扎出血的血管或组织,如手术患者情况仍无改善,则立即行气管切开。

三、肝移植手术的护理配合

移植术是指将一个体的细胞、组织或器官用手术或其他方法，移植到自体或另一个体的某一部位。人体移植学科的发展是20世纪医学最杰出的成就之一。从最早开展的输全血，到肾、肝、心、胰腺和胰岛、肺、甲状旁腺等器官组织的移植，一直发展到心肺、心肝、胰肾联合移植和腹内多器官联合移植，移植手术的操作技术和移植效果都取得了巨大成就。

近年来，伴随外科技术、器官保存水平、免疫抑制剂运用等各医疗领域技术发展，作为移植手术中难度较高的肝移植也取得了飞速发展，成为治疗末期肝病的首选方法。目前，全世界肝移植中心已超过30个，每年平均以8 000例次为基数持续上升。标准的肝移植术式为原位肝移植，近年来创新多种术式，包括减体积性肝移植、活体部分肝移植、劈离式肝移植、背驮式原位肝移植（图7-4）等，其中活体肝移植是指从健康捐肝人体上切取部分肝脏作为供肝移植给患者的手术方式，其已成为众多先天性胆道闭锁患儿治疗的唯一选择。

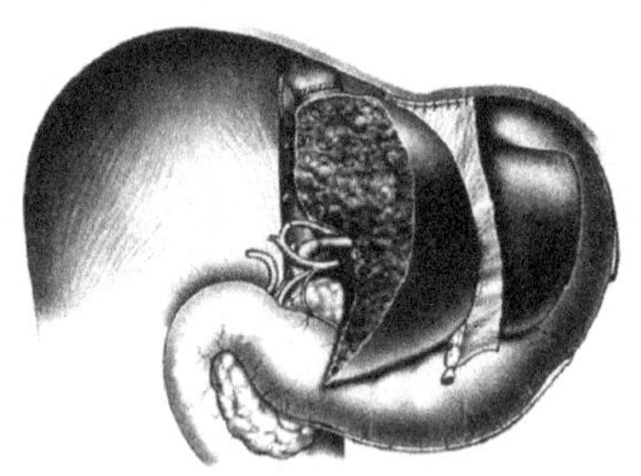

图7-4 背驮式肝移植

（一）手术步骤及护理配合

1.手术前准备

（1）物品准备：准备肝移植器械、肝移植双支点自动拉钩、肝移植显微器械及常用敷料包。准备高频电刀、负压吸引装置、氩气刀、变温毯、保温箱、DSA-C臂机、各种止血物品。

（2）患者准备：患者放置仰卧位，行全身麻醉。手术医师进行切口周围皮肤消毒，范围为上至颈，下至大腿中上1/3，包括会阴部，两侧至腋中线。

（3）核对：手术划皮前巡回护士、手术医师和麻醉师三方进行术前暂休，核对患者身份、手术方式、术前备血情况等。

2.供体手术主要手术步骤

活体肝移植包括供体手术和受体手术两部分，供体手术通常为左半肝切除，具体操作如下。

（1）上腹部L形切口进腹：传递22号大圆刀划开皮肤；传递两把有齿镊、高频电刀配合常规进腹。

（2）安装肝移植悬吊拉钩：传递大纱布保护切口，按顺序安装悬吊拉钩。

（3）切除胆囊，进行胆道造影：传递小分离钳、无损伤镊、解剖剪游离胆囊和胆囊管，丝线结扎。传递硅胶管和抽有造影剂的20 mL针筒配合术中造影。

（4）解剖第一肝门：传递小分离钳、解剖剪进行游离；传递橡皮悬吊带牵引左肝动脉、门静脉左支。

（5）阻断左肝动脉、门静脉左支：传递无损伤镊、血管阻断夹进行阻断。

（6）切除肝脏实质：传递氩气刀或CUSA刀配合，遇到所有肝内管道结构，传递小分离钳、无损伤镊、解剖剪进行游离、钳夹、剪断，传递丝线进行结扎、缝扎或钛夹夹闭。

（7）处理左肝管：传递小分离钳进行游离；传递橡皮悬吊带牵引左肝管，穿刺造影确认左肝管位置后，传递解剖剪剪断并缝扎。

（8）游离左肝静脉：传递小分离钳、解剖剪，游离左肝静脉；传递橡皮悬吊带牵引。

（9）供肝血管离断、切除供肝：传递小分离钳、解剖剪剪断左肝动脉；传递两把门静脉阻断钳、解剖剪断门静脉左支；传递肝静脉阻断钳、解剖剪剪断左肝静脉。

（10）止血、关腹：传递无损伤缝针关闭血管及胆道残端；传递引流管；传递圆针慕丝线缝合肌肉和皮下组织，三角针慕丝线缝皮。

3.受体手术主要手术步骤

（1）上腹部Mercede切口（Mercede切口又称“人字形”切口，先在肋缘下2横指做弧形切口，再做一纵形切口向上至剑突下）进腹：传递22号大圆刀划开皮肤；传递两把有齿镊、电刀配合常规进腹。

（2）肝周韧带及第一肝门、第二肝门的游离解剖：传递小分离钳、解剖剪、电刀进行游离解剖；遇血管分支准备结扎、缝扎或钛夹传递；传递橡皮悬吊带对肝动脉、门静脉、肝静脉进行牵引。

（3）切除病肝、准备供肝植入：传递阻断钳和血管阻断夹进行血管阻断。

（4）依次行供受体肝静脉、门静脉、肝动脉及胆道的吻合：传递无损伤镊、笔式持针器和无损伤缝针进行配合；在吻合肝动脉时，巡回护士须及时准备术中用显微镜；洗手护士传递显微镊、显微剪刀配合动脉吻合。

(5)止血，放置引流管，关腹：准备各类止血用物，传递引流管进行放置；传递碘伏与生理盐水 1∶10 配制的冲洗溶液及大量灭菌注射用水进行腹腔及伤口冲洗；传递圆针慕丝线关腹。

4.术后处置

巡回护士协助麻醉师妥善固定气管导管；连接腹腔引流管与集尿袋，并妥善固定，观察引流液色、质、量。仔细检查手术患者皮肤状况，尤其是骶尾部、足跟、肩胛骨、手臂肘部和枕部。监测手术患者体温，控制室温，做好保暖措施，预防术后低体温发生。巡回护士与麻醉师、手术医师一同送患者入 ICU。若手术患者为肝炎病毒携带者，则术后按一般感染手术术后处理原则进行用物和环境处理。

(二)围术期特殊情况及处理

1.肝移植手术过程中变温毯操作

(1)变温毯(以“Blanketrol Ⅱ型变温毯”为例)操作步骤如下。①手术前：检查蓄水池内水量及水位→安装耦合接头，阴阳相接→确认连接管已接好→放平水毯。②手术时：插入电源插头→打开总电源，开关处于“On”→机器自检，控制面板显示“CK STEPT”→按下“TEMPSET”开关→按上下箭头调节所需水温→按下“Manual Control”启动变温毯。

(2)使用变温毯的注意事项：①蓄水池内只能使用蒸馏水，禁止使用去离子水，大部分的去离子水不是 pH 为 7 的中性水。如果去离子水是酸性，它将导致电池效应，铜质制冷机将开始腐蚀，最终导致制冷机系统泄漏。②禁止使用乙醇，因为乙醇会腐蚀变温毯。③蓄水池应每月更换蒸馏水，保护蓄水池不受细菌污染。④变温毯禁止在无水条件下操作，避免该情况引起对内部组件的破坏。⑤禁止蓄水池内过分充水，当变温毯里的水流回进处于关闭状态的系统当中，过分充水可能导致溢出。⑥禁止在患者和变温毯之间放置额外的加热设备，引起皮肤损伤。⑦患者和变温毯之间的区域应该保持干燥以避免患者意外受伤。⑧使用变温毯每隔 20 分钟，或者在医师的指导下，巡回护士应检查患者的体温和与变温毯接触区域的皮肤状况，同时检查变温毯里的水温，对小儿患者、温度敏感者、血管疾病患者必须更为频繁地进行检查。⑨关闭变温毯电源开关时，应待水毯内的水回流到蓄水器内(让管子和变温毯连接10 分钟以上)再拔出电源线。

2.手术过程中使用氩气刀的注意事项

每次使用前,先检查钢瓶内氩气余量。操作时一定要先开氩气再开机,先关氩气再关机。术中使用时将电刀头缩回并打开氩气,将氩气喷头对准渗血部位,按下电凝开关。注意提醒手术医师氩气刀适当的工作距离,氩气刀刀头与创面最佳工作距离一般为 1.0～1.5 cm,禁止将氩气刀刀头直接接触创面工作。使用时注意观察氩气刀喷射时氩弧颜色:正常为蓝色,出现发红则说明工作距离太近。选择合适喷射角度使氩气喷头与受损组织成 45°～60°最佳。每次使用完毕后,检查钢瓶内氩气余量,当余量不足时应充足备用。

第二节 心胸外科手术的护理

心胸外科专业开创于 20 世纪初期,起步较晚但几十年来却是发展最快的外科学分支之一。心胸外科通常可分为普通胸外科和心脏外科,普通胸外科治疗包括肺、食管、纵隔等疾病;心脏外科则是治疗心脏的先天性或后天性疾病。常见的先天性心脏病手术包括房室间隔缺损修补术、肺动脉狭窄拓宽术、法洛四联症矫治术和动脉导管未闭结扎术等;后天性心脏病手术包括瓣膜置换术、瓣膜成形术、冠状动脉搭桥术、带瓣管道置换术等。下面以几个经典的心胸外科手术为例,介绍手术的护理配合。

一、瓣膜病置换手术的护理配合

心脏瓣膜病是指心脏瓣膜结构(瓣叶、瓣环、腱索、乳头肌)的功能或结构异常导致瓣口狭窄和/或关闭不全。常见的致病因素包括炎症、黏液样变性、退行性变、先天性畸形、缺血性坏死、创伤、梅毒、钙化、发育异常等。心脏瓣膜置换术是指在低体温麻醉下,通过外科手术切除病变瓣膜,使用人工心脏瓣膜替换的一种治疗方法。以下以二尖瓣置换术为例做手术配合介绍。

(一)手术步骤及护理配合

1.手术前准备

手术患者入室前,巡回护士应先将凝胶体位垫和变温水毯放置于手术床上,其有防止压疮和体外循环恢复后升温的作用。手术患者取仰卧位,双手平放于身体两侧并使用中单将其保护固定。手术患者行全身麻醉,巡回护士配合麻醉师进行动静脉穿刺；留置导尿管，并连接精密集尿袋。留置肛温探头进行术中核心体温的监测；巡回护士合理粘贴电极板，通常将电极板与患者轴线垂直地粘贴于臀部侧方肌肉丰富处，不宜粘贴于大腿处，以防术中进行股动脉、股静脉的紧急插管。切口周围皮肤消毒范围为上至肩，下至髂嵴连线，两侧至腋中线。按照胸部正中切口手术铺巾法建立无菌区域。

2.主要手术步骤

(1)经胸骨正中切口开胸：传递 22 号大圆刀切开皮肤，电刀切开皮下组织及肌层，切开骨膜；传递电锯锯开胸骨，并传递骨蜡进行骨创面止血(图 7-5，图 7-6)。

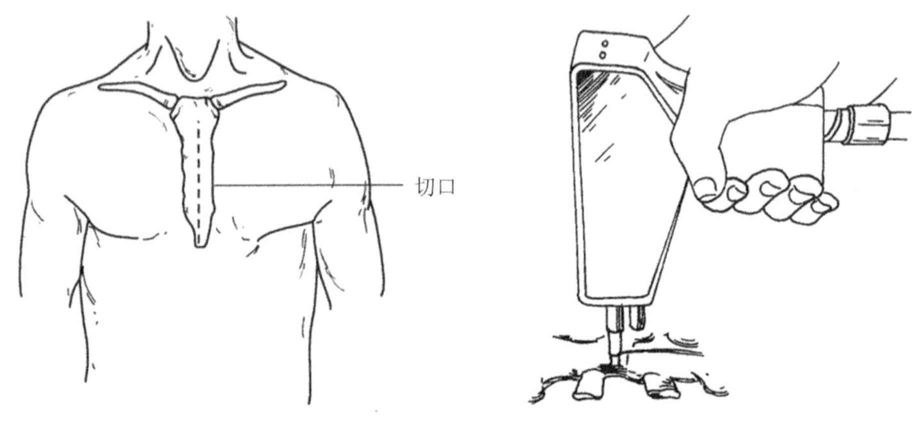

图 7-5 胸正中切口

图 7-6 使用电锯将胸骨纵形锯开

(2)撑开胸骨：利用胸腔撑开器撑开胸骨显露胸腺、前纵隔及心包；传递无损伤镊夹持心包，配合解剖剪剪开，传递圆针 7 号慕丝线进行心包悬吊，显露心脏(图 7-7)。

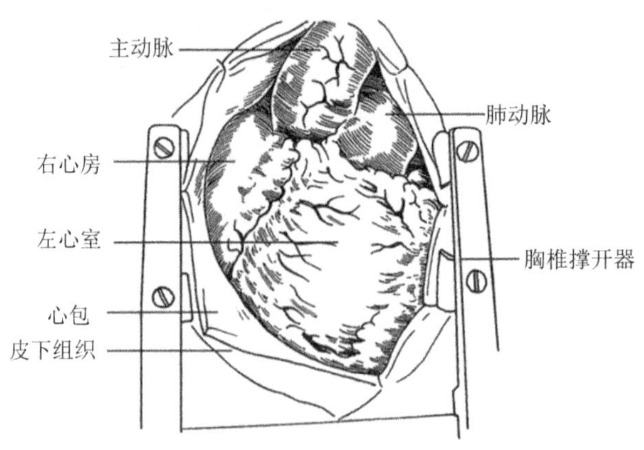

图 7-7 显露心脏

(3)建立体外循环:传递 25 cm 解剖剪、无损伤镊、血管游离钳等游离上下腔静脉及升主动脉,配合插管荷包的制作以及上下腔静脉和升主动脉插管,放置心脏冷停搏液灌注管,传递阻断钳阻断上、下腔静脉和主动脉,灌注停跳液(原理为含高浓度钾,导致心脏停搏),外膜敷冰泥保护心肌,直至心脏停止。

(4)显露二尖瓣:传递 11 号尖刀经房间沟切开左心房壁,心房拉钩牵开心房,显露二尖瓣(图 7-8)。

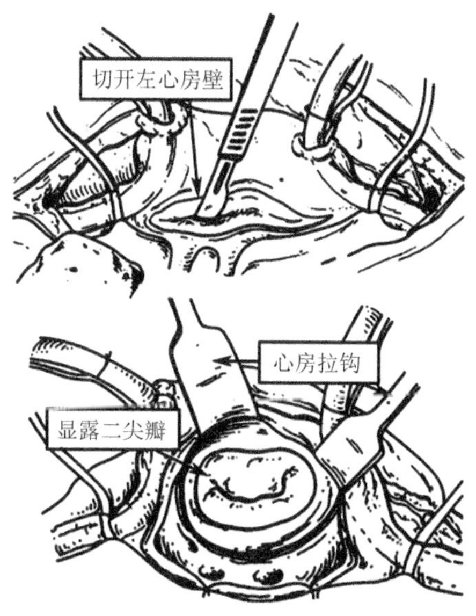

图 7-8 切开左心房,显露二尖瓣

(5)剪除二尖瓣及腱索:传递 25 cm 解剖剪沿瓣环剪除二尖瓣及腱索,无损伤镊配合操作,同时准备湿纱布,及时擦拭解剖剪及无损伤镊上残留腱索和组织。

(6)换人工瓣膜:传递测瓣器测定瓣环大小,选择大小合适的人工瓣膜,传递瓣膜缝合线缝合人工瓣膜。

(7)关闭切口,恢复正常循环:传递不可吸收缝线关闭二尖瓣切口和左房切口。传递夹管钳,配合撤离体外循环,并传递不可吸收缝线或各种止血用品配合有效止血;开启变温水毯至 38~40 ℃,调高手术室内温度,加温输注的液体或血液进行复温,待心脏跳动恢复、有力,全身灌注情况改善,放置胸腔闭式引流管,传递无损伤缝线缝合并关闭心包,传递胸骨钢丝关胸及慕丝线缝合切口。

3.术后处置

为手术患者包扎伤口,及时加盖棉被进行保温。检查手术患者骶尾部、足跟等易发生压疮的皮肤,及时发现皮肤发红、破损等异常情况。固定胸腔引流管、导尿管,保持引流通畅,并观察引流液的色、量、质,加强管道护理,防止滑脱。协助麻醉师、手术医师小心谨慎地将手术患者转移至监护床上,转运途中严密监测血压、心率、心律、氧饱和度等生命体征。保障患者安全,与心外科监护室护士做好交接班。

(二)围术期特殊情况及处理

1.调节手术患者体温

正常机体需高血流量灌注重要脏器,包括肾、心、脑、肝等,而机体代谢与体温直接有关,体温每下降7 ℃组织代谢率可下降 50%,如体温降至 30 ℃,则氧需要量减少 50%,体温降至 23 ℃时氧需要量则是正常的 25%。因此,在建立体外循环过程中需要降温,以减低需氧量,预防重要脏器缺血缺氧,提高灌注的安全性。降温程度根据病情、手术目的和手术方法等各种情况而定,可分为不同的类型。

(1)常温体外循环:适用于简单心脏畸形能在短时间内完成手术者。

(2)浅低温体外循环:适用于病情中等者,心内畸形不太复杂者。

(3)深低温微流量体外循环,适用于:①心功能差,心内畸形复杂者。②侧支循环丰富,心内手术时有大量回血者。③合并动脉导管未闭者。④升主动脉瘤或假性动脉瘤手术深低温停循环者。

(4)婴幼儿深低温体外循环:适用于各种心脏复杂畸形。

(5)成人深低温体外循环:主要适用于升主动脉及弓部动脉瘤手术。

体外循环通过与低温结合应用,可使体外循环灌注流量减少,血液稀释度增加,氧合器血气比率降低。手术室的降温/保温设备有空调、制冰机、恒温箱、水床、变温毯及热空气动力装置等,通过这些设备,手术室护士可以达到调节和控制手术患者体温的目的。

2.心脏复苏困难

进行体外循环后,手术患者发生心脏复苏困难原因很多,常见于心脏扩大、心肌肥厚、心功能不全及电解质平衡紊乱等。例如手术患者为二尖瓣狭窄患者,由于长时间的容量及压力负荷加重,且心功能基础较差,长时间的升主动脉阻断更加重了心肌的缺血缺氧损害,因此可能发生心脏复苏困难。

对于这样的手术患者,首先应给予积极处理措施,如实施电击除颤等,如果效果不佳则立即再次阻断主动脉,在主动脉根部灌注单纯温氧合血 5~10 分钟,由于血液不但能为受损的心脏提供充足的氧,还能避免或减轻心肌的再灌注损伤。而后再次开放主动脉，一般即可自动复跳或经电击除颤后复跳。如多次除颤后仍不复跳则需再次阻断主动脉，灌注停搏液使心电机械活动完全停止，让心脏得以充分的休息，降低氧耗，为再次复跳做好准备。

3.心脏复跳后因高血钾心搏骤停

心脏复跳后发生高钾血症的可能原因包括肾排钾减少、血液破坏、酸中毒、摄入过多等，如心脏停搏液(含钾)灌注次数和容量过多，大量的血液预充等。高钾血症可使静息电位接近阈电位水平，细胞膜处于去极化阻滞状态，钠离子通道失活，动作电位的形成和传导发生障碍，心肌兴奋性降低或消失，兴奋-收缩耦联减弱，心肌收缩降低，从而发生心搏骤停。

(1)胸内心脏按压：第一时间迅速给予。胸内心脏按压方法可分为单手或双手心脏按压术，一般用单手按压时，拇指和大鱼际紧贴右心室的表面，其余4指紧贴左心室后面，均匀用力，有节奏地进行按压和放松，频率为80～100次/分。双手胸内心脏按压，用于心脏扩大、心室肥厚者，术者左手放在右室面，右手放在左室面，双手掌向心脏做对合按压，其余同单手法(图7-9)。切勿用手指尖按压心脏，以防止心肌和冠状血管损伤。

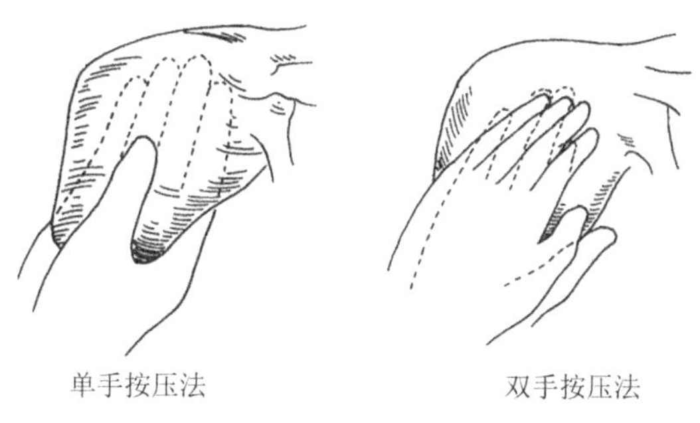

图7-9 心内按压示意图

(2)胸内电除颤：巡回护士立即准备除颤仪及无菌除颤极板配合手术医师进行胸内除颤。首先打开除颤器电源，选择非同步除颤方式，继而选择电能进行充电；手术医师将胸内除颤电极板分别置于心脏的两侧或前后并夹紧，电击能量成人为10～40 J，小儿为5～20 J。

(3)复苏成功后，应配合麻醉师使用药物纠正低血压及电解质紊乱等，同时给予冰袋施行头部物理降温，同时用冰袋置于颈部、腋窝、腹股沟等大血管流经处进行体表降温，预防脑水肿等。心跳恢复后，有可能再度停搏或发生心室纤维性颤动，巡回护士应严密观察患者生命体征。

二、小切口微创心脏手术的护理配合

传统心脏外科手术多采用胸骨正中切口，部分采用左胸后外侧切口，但往往痛苦大、手术切口长。随着近年来心血管手术安全性的不断提高，小切口心脏手术渐趋盛行。小切口心脏手术的特点是切口美观、隐蔽、创伤小、出血少、恢复快、愈合好、畸形少、费用少等。但由于切口小，术中术野显露较差，术前应明确诊断，严格掌握手术指征，同时对外科医师的手术操作技能也提出较高要求。下面以右腋下小切口微创房间隔缺损修补术为例介绍手术护理配合。

(一)手术步骤及护理配合

1.手术前准备

患者静脉复合麻醉伴行气管插管，体位在仰卧位的基础上右胸垫高，成左侧60°半侧卧位，下半身尽量平卧，显露股动脉。右上肢屈肘悬吊于手术台支架上。摆放体位后，协助医师正确粘贴体外除颤板。切口周围皮肤消毒范围为前后过中线，上至锁骨及上臂1/3处，下过肋缘。按照胸部侧卧位切口手术铺巾法建立无菌区域。

2.主要手术步骤

(1)右前胸切口：即取右侧腋中线第二肋交点与腋前线第五肋间交点连线行约5 cm切口，于腋前线第四肋进胸。传递22号大圆刀切开皮肤，电刀切开皮下组织及肌层，传递侧胸撑开器暴露切口。

(2)建立体外循环：传递无损伤镊、25 cm解剖剪剪开心包并传递圆针慕丝线固定心包。传递血管游离钳游离上、下腔静脉和主动脉并在主动脉根部作荷包缝合，插特定制作的长形带导芯的主动脉供血管。于右心耳部做荷包，并切开心耳插上腔静脉引流管；于右心房壁做荷包缝线，切开后插下腔静脉引流管。体外循环开始后，阻断升主动脉并于主动脉根部注入冷停搏液。

(3)暴露房间隔缺损：传递无损伤镊及无损伤剪，切开右心房，暴露房间隔缺损。

(4)修补房间隔缺损：如缺损较小，传递不可吸收缝线予以直接缝合；如缺损较大或位置比较特殊也可使用自体心包片或涤纶补片修补缺损。在缝合心房切口的同时排除右心房内气体，主动脉开放后心脏复跳。

(5)关闭切口：放置胸腔闭式引流管，传递三角针慕丝线固定，传递无损伤缝线缝合并关闭心包，传递慕丝线缝合切口。

3.术后处置

为手术患者包扎伤口，及时加盖棉被进行保温。检查手术患者受压侧眼睛、耳朵、各处骨突部位以及悬吊的上肢，及时发现皮肤发红、破损等异常情况。固定胸腔引流管、导尿管，保持引流通畅，并观察引流液的色、量、质，加强管道护理，防止滑脱。协助麻醉师、手术医师小心谨慎地将手术患者转移至监护床上，转运途中严密监测血压、心率、心律、氧饱和度等生命体征。保障患者安全，与心外科监护室护士做好交接班。

（二）围术期特殊情况及护理

1.低龄手术患者如何进行术前准备

多数先天性心脏病患者需在儿时接受手术，因此必须加强以下几个方面的护理工作。

（1）做好心理护理，完善术前访视：对手术患儿关心爱护、态度和蔼，对家长解释病情和检查治疗过程，建立良好的护患关系，消除家长和手术患儿的紧张，取得理解和配合。全面了解手术患儿的基本情况，包括基础生命体征、皮肤准备情况、备血、配血和手术方案等。做好护理计划，儿童术前禁食 10 小时，婴幼儿禁食 2 小时。

（2）手术室及物品准备：手术室温度要保持恒定，对于 10 kg 以下以及术中需要深低温降温的手术患儿，术前应在手术床上铺好变温毯，以便降温或复温时使用。10 kg 以下的手术患儿应用输液泵严格控制液体入量。准备好摆放体位时所需的适合患儿身高体重的体位摆放辅助用品。准备好适合小儿皮肤的消毒液，一般用碘伏进行消毒。

（3）器械准备：根据手术患儿的身高和体重，准备合适的小儿心脏外科器械，如小儿使用阻断钳等，同时由于从侧胸入路手术，术前需要准备侧胸撑开器及加长的心脏外科器械，如 25 cm 解剖剪、长柄 15 号小圆刀等，方便术中使用。

2.术中需要更换手术方式

术中病情突变、需要更换手术方式是非常紧急的情况，必须争分夺秒，以挽救手术患者的生命。手术室护士应做好以下几个方面的工作。

（1）术前准备周全：首先手术室护士应在术前将各种风险可能考虑周全，并事先准备好各种可能使用的器械物品，如股动脉插管管道、各种规格的涤纶补片等。手术医师也应考虑到手术方式改变或股动脉插管的可能，在消毒铺单时应扩大范围。

（2）及时供应器械：如需改变手术方式，紧急调用其他器械，手术室巡回护士应立即将情况向值班护士长汇报，同时积极联系其他手术房间或者专科护士寻找合适的器械或替代物品，并及时提供到手术台上供医师使用，尽量减少耗费时间，保证患儿安全。

3.手术时间意外延长

手术时间意外延长可能导致非预期事件的发生，手术室护士必须及时调整和处理，以最大限度保护手术患儿及其家属。

(1)做好护理配合：手术室护士在整个手术过程应沉着冷静、全神贯注，预见性准备好下一步骤所需物品，配合手术医师尽量减少操作时间，降低手术对其他脏器损伤，减少手术并发症。

(2)预防性使用抗生素：常用的头孢菌素血清半衰期为1～2小时，为了保证药物有效浓度能覆盖手术全过程，当手术延长到3～4小时或失血量>1 500 mL时，应追加一个剂量，预防术后感染。

(3)无菌区域的保证：手术时间意外延长如超过4小时，应在无菌区域内加盖无菌巾，手术人员更换隔离衣及手套等。

(4)加强体位管理：术中每隔30分钟检查手术患儿体位情况，对于容易受压部位应定时进行减压，保证整个手术过程手术患儿皮肤的完整性，肢体功能不受损。

(5)联系并告知相关部门：联系病房告知患儿家属手术情况，安抚紧张情绪。告知护理排班人员，以便其做好工作安排。

第三节　神经外科手术的护理

神经外科作为一门独立的学科是在19世纪末神经病学、麻醉术、无菌术发展的基础上诞生的。神经外科是医学中最年轻、最复杂而又发展最快的一门学科。神经外科是外科学的分支，包括颅脑损伤、脑肿瘤、脑血管畸形、脊髓病变。神经外科又可分出颅底外科、脑内镜、功能神经外科等。下面以几个经典神经外科手术为例，介绍手术的护理配合。

一、颅内动脉瘤夹闭术的护理配合

颅内动脉瘤是当今人类致死、致残最常见的脑血管病。颅内动脉瘤是脑动脉上的异常膨出部分，指血管壁上浆果样的或先天性的突起，可能是由血管先天性的缺陷或血管壁变性引起，通常发生在脑底动脉环的大血管分叉处。颅内动脉瘤分类：颈内动脉瘤（30%～40%）、前交通动脉瘤（30%）、大脑中动脉瘤（20%）、大脑后动脉瘤（1%）、椎基底动脉瘤（10%）。颅内动脉瘤夹闭术手术治疗的原则是将动脉瘤排除于血液循环之外，使之免于再破裂，同时保持载瘤动脉的通畅，防止发生脑缺血。

（一）手术步骤及护理配合

1.手术前准备

手术患者行全身麻醉，手术体位为仰卧位，患侧肩下垫一小枕，头向右倾斜30°～45°，上半身略抬高，脑外科头架固定。双眼涂金霉素眼药膏并用眼贴膜覆盖保护，双耳塞干棉球保护，以免消毒液流入眼和耳内。头部手术皮肤消毒时，应由手术区中心部向四周涂擦，包括头部及前额。消毒范围包括手术切口周围15～20 cm 的区域。按照神经外科手术铺巾法建立无菌区域。

2.主要手术步骤

(1)铺巾：按常规皮肤消毒铺巾。

(2)切开头皮：传递 22 号大圆刀切开皮肤，传递头皮夹，夹住皮肤切口止血。

(3)皮瓣形成：以锐性分离法将皮瓣沿帽状腱膜下游离，并向后翻开皮瓣。

(4)骨瓣形成：传递骨膜剥离器剥离骨膜，暴露颅骨，选择合适的钻孔部位，安装并传递气钻或电钻进行钻孔，并用铣刀铣开骨瓣。

(5)切开硬脑膜：打开硬脑膜前传递腰穿针行脑脊液引流；传递蚊氏钳提夹，11 号尖刀切开硬脑膜一小口，传递解剖剪（又称“脑膜剪”）扩大切口，圆针 0 号慕丝线悬吊。

(6)游离载瘤动脉：传递显微弹簧剪刀切开蛛网膜，神经剥离子协助轻轻剥开；传递脑压板，其下垫脑棉牵开并保护脑组织；传递小号显微吸引器、双极电凝暴露肿瘤邻近的血管及神经组织，逐步游离载瘤动脉的近端和远端、瘤颈直至整个瘤体。

(7)确认和夹闭动脉瘤：夹闭动脉瘤，根据情况选择合适长短及角度的动脉瘤夹蘸水后，与施夹钳一同传递。

(8)切口缝合：逐层关闭切口，放置引流，骨瓣覆盖原处并使用连接片和螺钉固定，传递圆针慕丝线依次缝合颞肌筋膜、帽状腱膜，缝合皮下组织，角针慕丝线缝合皮肤。

3.术后处置

为手术患者包扎伤口,戴上弹力帽,注意保护耳郭避免受压。检查受压部位皮肤,固定引流管,护送手术患者入神经外科监护室进行交接。

(二)围术期特殊情况及处理

1.急诊手术的术前准备

接到急诊手术通知单,立即选择安排特别洁净或标准洁净手术室,联系急诊室或者病房做好术前准备,安排人员转运患者(病情危重的手术患者必须由手术医师陪同送至手术室)。

(1)环境准备:手术室温度保持在23~25 ℃,湿度保持在40%~60%。严格根据手术室面积控制参观人员,1台手术不得超过3名。

(2)特殊器械准备:显微持针器、显微弹簧剪刀、显微枪形镊、各种型号的显微吸引器、神经剥离子、各种型号动脉瘤夹及施夹钳、可调节吸引器、多普勒探头、多普勒血流测定仪。

(3)特殊物品准备:7~9号的血管缝线、止血材料和3%罂粟碱溶液。

(4)辅助物品准备:准备带有腰穿针留置孔的手术床及两套负压吸引装置。

同时通知手术医师及麻醉医师及时到位,三方进行手术患者安全核查,保证在最短时间内开始手术。

2.腰椎穿刺(简称腰穿)术体位

术前腰穿留置针的操作应在全身麻醉后进行,避免刺激患者诱发动脉瘤的破裂出血。具体配合方法如下。

(1)调整体位(图7-10):手术患者行全身麻醉后,巡回护士与手术医师、麻醉师一同缓慢地将手术患者翻转呈侧卧位,背齐床沿,头部和两膝尽量向胸部屈膝,腰背部向后弓起,使棘突间的椎间隙变宽,利于腰穿针进入鞘膜囊内,巡回护士站立于手术患者前面,帮助固定体位并保护手术患者以防坠床,配合麻醉师行腰穿。

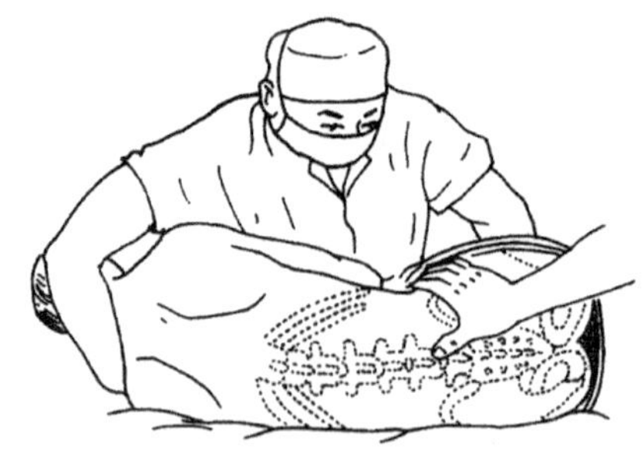

图7-10 腰椎穿刺术

(2)保护腰穿针头:完成腰穿留置引流后,立即用无菌小纱布保护腰穿针头,胶布固定,避免针芯脱落。

(3)确认腰穿留置针位置:手术医师、麻醉师共同将手术患者向床中央稍稍移动,其中一人用手轻扶腰穿针,巡回护士负责观察、确认腰穿留置针与手术床中央留置孔的位置相吻合后,共同将手术患者安置成仰卧位。

(4)术中监测:地面与手术床上留置孔的相应部位放置药碗(当腰穿针开放时可存取脑脊液)。加强巡视和检查,并按照要求进行相应特殊检查。

3.动脉瘤手术过程中的药物管理

对于手术台上使用的各种药物,巡回护士必须与洗手护士严格核对;无菌台上的术中用药,洗手护士必须加强管理,以防混淆或错用。

(1)药物标识规范:手术台上所有的药物以及盛放药物的容器(包括注射器、药杯、药碗)必须有明确的标识,其上注明药物名称、浓度、剂量。

(2)杜绝混淆:无菌台上第一种药物未做好标识前,不可传递第二种药物至无菌台。

(3)特殊药物的配合:当需解除血管痉挛时,递显微枪形镊夹持含有3%罂粟碱溶液的小脑棉湿敷载瘤动脉5分钟。

(4)严格区分放置:注射药、静脉输液、消毒液必须严格区分放置,标识清晰。外观相似或读音相近的药物必须严格区分放置。

4.颅内动脉瘤过早破裂

颅内动脉瘤破裂是手术中的危急情况,必须及时、恰当处理,主要方法包括以下几种。

(1)指压法:巡回护士或台下医师协助压迫颈动脉,手术医师在颅内暂时阻断载瘤动脉,制止出血,同时处理颅内动脉瘤。洗手护士传递两只大号吸引器,手术医师迅速清除手术视野内的血液,找到动脉瘤破口,立即用其中一只吸引器对准出血点,迅速游离和处理动脉瘤。

(2)吸引器游离法:洗手护士传递大号显微吸引器,手术医师将动脉瘤吸住后,迅速夹闭瘤颈,该法适用于瘤颈完全游离,如使用不当可引起动脉瘤破口再次扩大。

(3)压迫止血法:洗手护士根据要求传递比破口小的锥形吸收性明胶海绵,手术医师将起头端插入动脉瘤破口处,并传递小型脑棉,在其外覆盖,同时传递小型显微吸引器轻压片刻后,迅速游离动脉瘤。

(4)双极电凝法:仅适用于颅内动脉瘤破口小且边缘整齐的情况。洗手护士准确快速传递双极电凝镊，手术医师用其夹住出血部位，启动电凝，帮助止血。

5.脑棉的使用和清点

神经外科手术风险大、难度高、手术时间长，脑棉的清点工作是神经外科手术护理的重点和难点，应按照以下方法进行。

(1)术前清点：术前洗手护士应提前洗手，保证充分的时间进行脑棉的清点和整理。由洗手护士和巡回护士两人共同清点脑棉，并记录于手术护理记录单上。清点脑棉时应特别注意，脑棉以 10 块 1 包装，每台手术以 50 块为基数。清点脑棉时需细致谨慎，应及时发现是否存在两块脑棉重叠放置的现象。此外必须检查每一块脑棉的完整性，确认每一块脑棉上带有牵引线。

(2)术中管理：传递脑棉时，需将脑棉平放于示指的指背上或手背上，光面向前，牵引线向后。术中添加脑棉也必须及时清点并记录。添加脑棉时，同样以 10 块的倍数进行添加。术中严禁手术医师破坏脑棉的形状，如修剪脑棉或撕扯脑棉。巡回护士应及时捡起手术中掉落的脑棉并放至指定位置。

(3)关闭脑膜前清点：必须确认脑棉的数量准确无误方可关闭并记录。关闭脑膜后必须再次确认脑棉的数量准确无误并记录。

二、颅后肿瘤切除手术的护理配合

颅后肿瘤是指小脑幕下的颅后窝肿瘤，常见有小脑、脑桥小脑角区、第四脑室、斜坡、脑干、枕大孔区肿瘤等。经临床和影像学检查证实的颅后肿瘤，除非有严重器质性病变不宜开颅者，一般均应手术治疗，根据手术部位常采用正中线直切口、钩状切口、倒钩形切口。下面以最典型和最常用的枕下正中切口颅后窝开颅术为例说明手术入路及手术配合。

(一)手术步骤及护理配合

1.术前准备

手术患者行全身麻醉，手术体位为俯卧位，上半身略抬高，头架固定。双眼涂金霉素眼药膏并用眼贴膜覆盖保护，双耳塞棉花球保护，以免消毒液流入眼和耳内。头部手术皮肤消毒时，应由手术区中心部向四周涂擦。消毒范围要包括手术切口周围 15～20 cm 的区域。按照神经外科手术铺巾法建立无菌区域。

2.手术步骤

(1)常规皮肤消毒铺巾。

(2)切开头皮：传递 22 号大圆刀切开皮肤，传递头皮夹，夹住皮肤切口止血。

(3)牵开肌层：传递骨膜剥离器分离两侧附着于枕骨的肌肉及肌腱，显露寰椎后结节和枢椎棘突，传递乳突拉钩或梳式拉钩用于牵开肌层。

(4)骨窗形成：传递气钻或电钻在枕骨鳞部钻一孔，并传递鼻甲咬骨钳扩大骨窗，向上至横窦，向下咬开枕骨大孔，必要时咬开寰椎后弓。

(5)切开并悬吊硬脑膜：传递蚊氏钳提夹，11号尖刀切开硬脑膜一小口，传递解剖剪扩大切口，圆针0号慕丝线悬吊。

(6)肿瘤切除并止血：传递取瘤钳分块切取肿瘤，传递止血纱布进行止血。

(7)清点脑棉，缝合硬脑膜。

(8)切口缝合：逐层关闭切口，放置引流，严密缝合枕下肌肉、筋膜，缝合皮下组织和皮肤。

3.术后处置

为手术患者包扎伤口，戴上弹力帽，注意保护耳郭，检查受压部位皮肤，固定引流管，护送患者入复苏室进行交接。处理术后器械及物品。

(二)围术期特殊情况及处理

1.小脑肿瘤切除术的术前准备

小脑手术部位深，手术复杂，对护理的配合要求高，因此，手术室护士应尽最大可能做好充分的手术准备。具体包括以下内容。

(1)环境准备：安排入特别洁净或标准洁净手术室，手术室温度保持在23～25℃，湿度保持在40%～60%。严格根据手术室面积控制参观人员，1台手术不得超过3名。

(2)特殊器械及物品准备：头架、气钻、显微镜、一次性显微镜套、超声刀、吸收性明胶海绵、骨蜡、电刀、“纤丝速即纱”、双极电凝、负压球、医用化学胶水、脑棉、显微弹簧剪、显微枪形剪、枪形息肉钳等。

(3)常规用品准备：术前了解手术患者病情、手术部位，根据手术患者的体型、手术体位等实际情况准备手术所需常规用品。

(4)抢救用品准备：充分估计术中可能发生的意外，提前准备好各种抢救用品。对出血比较多的手术如巨大脑膜瘤等，应事先准备两路吸引器。

2.患者俯卧位的摆放

摆放体位之前，巡回护士应做好充分的准备；将体位垫4～5个呈三角形放于手术床上，体位垫的大小选择根据手术患者的体型确定，体位垫上的布单应保持平整，无皱褶、无潮湿。

手术患者在患者推床上接受全身麻醉后，巡回护士脱去患者衣服，双臂放于身体两旁，用中单加以固定，防止在翻身时肩关节、肘关节扭曲受伤。然后巡回护士与手术医师、麻醉师同时将患者抬起缓慢翻转到手术床上呈俯卧位;注意其中手术医师托住患者颈肩部和腰部,巡回护士托住患者臀部和腘窝部,麻醉师注意避免气管插管、输液管及导尿管脱落;同时应注意保持头、颈、胸椎在同一水平上旋转。翻转成功后巡回护士根据需要调整体位垫,保证胸腹悬空不受压,四肢处于功能位,全身各个部位得到妥善固定。

3.术中观察

术中巡逻护士还应密切观察生命体征的变化,观察四肢有无受压、静脉回流是否畅通等。注意保持静脉通路和导尿管的通畅,特别是应手术需要,在手术进行中挪动患者体位或疑似患者体位有变动时必须立即检查。常规状态下每1~2小时观察1次。

4.超声刀的连接和使用

脑外科专用超声刀设备较为昂贵,使用要求高,手术室护士应正确使用,以确保其发挥最大的效能。

(1)超声刀使用流程:见图7-11。

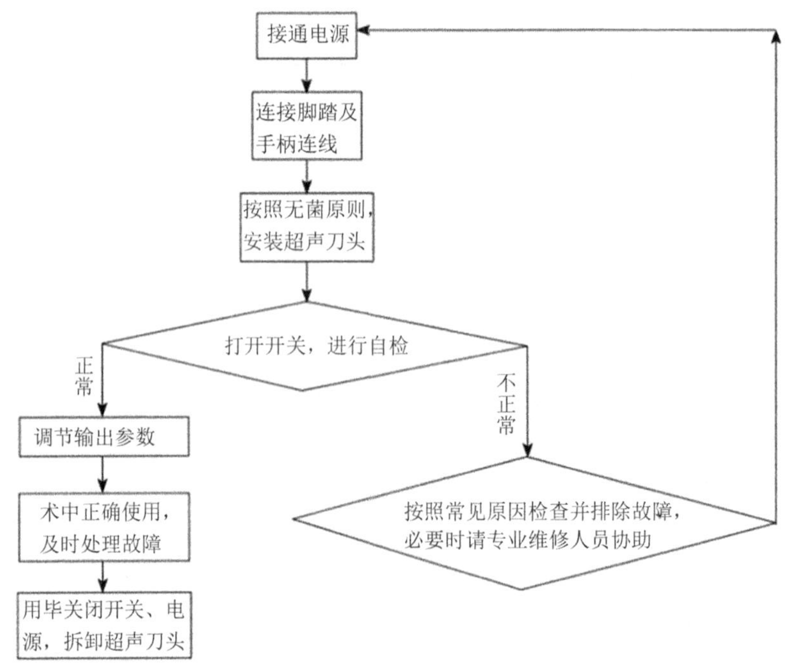

图7-11 超声刀使用流程图

(2)脑外科专用超声刀使用前的操作要点包括:①先插上电源,连接踏脚和机器,打开机器开关。检查仪器是否完好。②吸引瓶内采用一次性带止逆阀吸引袋,并连接机器。③洗手护士正确无误地衔接好超声刀手柄电线、吸引管、冲洗管并将三者合一,妥善固定,将其远端传递给辅助护士。巡回护士分别将超声刀插头、吸引管、冲洗管与机器相应插口及冲洗液连接。④巡回护士根据需要调节吸引力、超声频率、冲洗液流量至最合适的范围。

(3)脑外科专用超声刀仪使用时的注意事项:①超声刀头置于安全稳妥的地方,刀头不可触及任何物品。②及时擦净超声刀头上的血迹并吸取生理盐水保持吸引头通畅。③当仪器处于工作状态时,手远离转轴。

(4)脑外科专用超声刀使用后的注意事项:①脚踩踏脚开关,用超声刀头吸生理盐水 200 mL 冲洗超声刀头中的管腔,然后关闭电源开关。②超声刀头用湿纱布擦拭干净,禁止放在含酶的消毒液中,应送环氧乙烷灭菌。③收好电源电线、踏脚开关等物件,吸引袋按一次性医疗废弃物处理。④登记使用情况。

5.神经外科手术中显微镜的使用

显微镜是神经外科手术最为常用的仪器设备之一,护士应掌握正确的使用和维护保养方法,从而为患者提供安全的治疗,同时延长显微镜的使用寿命。

(1)使用前的注意事项:①接通电源,连接视频线至彩色监视器,打开电源开关。②根据手术部位调整好助手镜的位置,打开显微镜开关。检查显微镜的各项功能,如聚焦、调整平衡等。目镜的屈光度数,使图像清晰度与助手镜和监视器一样。③拉直显微镜臂,用无菌显微镜套将显微镜套好。

(2)使用中的注意事项:①洗手护士在手术显微镜下配合手术时,要特别注意显示屏上显示的手术操作及进展,主动与主刀医师配合。②传递器械动作幅度要小,做到轻、稳、准。做到一手递,一手接,保证医师在接后即能用。③传递脑棉时,根据需要将不同大小的脑棉传递到医师的视野内。④做各种操作时绝对不可倚靠及碰撞手术床及显微镜底座,以免影响手术区域及操作。

(3)使用后的注意事项:①关闭手术显微镜光源,打开固定器,将显微镜推离手术区。②将手术显微镜镜臂收起,缩至最短距离,注意保护镜头。③关闭总电源,收好电源线和视频线,将手术显微镜放置原位,固定底座开关。④取下手术显微镜套后,应检查手术显微镜上有无血迹,清洁擦拭干净。⑤按要求在专用登记本上记录显微镜使用状况。

(4)保养的注意事项:①手术显微镜的镜头是整个机器的心脏,非常娇贵,所以每次使用后,要用镜头专用纸清洁镜头,禁用粗糙的物品擦拭,防止出现划痕,影响镜头的清晰程度。②勿用乙醇、乙醚等有机溶剂擦拭镜身,可用软布蘸水擦拭;各个螺丝和旋钮不要拧得过紧或过松。③关闭显微镜时,要先将调节光源旋钮旋至最小，再将光源电源关闭，最后关闭显微镜电源开关，以延长灯泡的使用寿命。④随时记录手术显微镜的使用情况、性能、故障及解决方法。⑤手术显微镜应放置于干净、干燥通风的地方，注意避免碰撞。⑥显微镜通常处于平衡状态，无特殊要求，不要轻易调节。⑦专人负责检查，设专用登记本，每次使用后需登记情况并签名。⑧每 3 个月由专业人员做 1 次预防性维修和保养，每年进行 1 次安全性检查。

第四节　泌尿外科手术的护理

泌尿外科是处理和研究泌尿系统、男性生殖系统及肾上腺外科疾病的学科。其中主要涉及的脏器包括肾脏、肾上腺、输尿管、膀胱及前列腺等。下面以两个经典手术为例，介绍泌尿外科手术的护理配合。

一、单纯肾切除手术的护理配合

肾脏位置相当于第 12 胸椎至第 3 腰椎水平，右肾较左肾稍低 1～2 cm，右肾上极前方有肝右叶，结肠肝曲，内侧有下腔静脉，十二指肠降部；左肾前方与胃毗邻，前方有脾脏、结肠脾曲，脾血管和胰腺于肾的前方跨过。肾内侧缘有肾门，肾脏上内方有肾上腺覆盖。肾的被膜由外向内依次为肾筋膜、脂肪囊、纤维囊。

(一)手术步骤及护理配合

1.手术前准备

术前准备肾切除器械包和常用敷料包，准备高频电刀和负压吸引装置。待患者行全身麻醉后，医护人员共同放置患者 90°左侧卧位。手术医师进行切口周围皮肤消毒，范围为前后过腋中线，上至腋窝，下至腹股沟。手术划皮前巡回护士、手术医师和麻醉师三方进行术前暂休，核对患者身份、手术方式、手术部位等手术信息以及手术部位标识是否正确。

2.主要手术步骤

(1)经第 12 肋下切口进后腹膜：传递 22 号大圆刀切开皮肤；电刀切开各层肌层组织及筋膜，传递无损伤镊配合；传递解剖剪分离粘连组织。

(2)显露肾周筋膜，暴露手术野：传递湿纱布和自动牵开器，撑开创缘。

(3)暴露肾门：传递 S 形拉钩牵开暴露；遇小血管或索带，传递长弯开来钳夹,解剖剪剪断,缝扎或结扎。

(4)处理肾动脉、静脉:传递长直角钳游离血管,7 号慕丝线套扎两道;传递长弯开来 3 把,分别钳夹血管,长解剖剪剪断,7 号慕丝线结扎,小圆针 1 号慕丝线再次缝扎(图 7-12～图 7-14)。

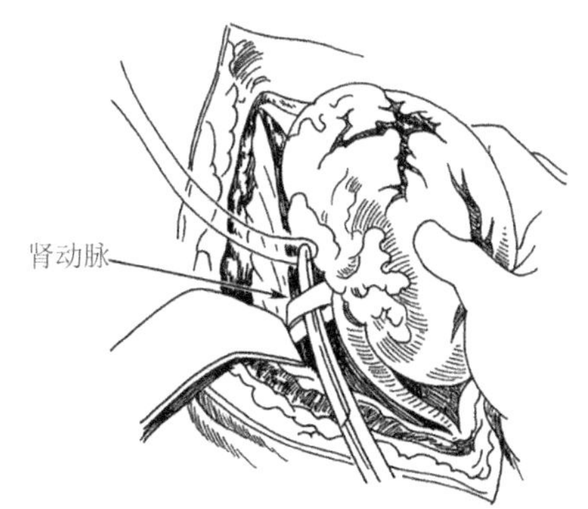

图 7-12 丝线套扎肾动脉

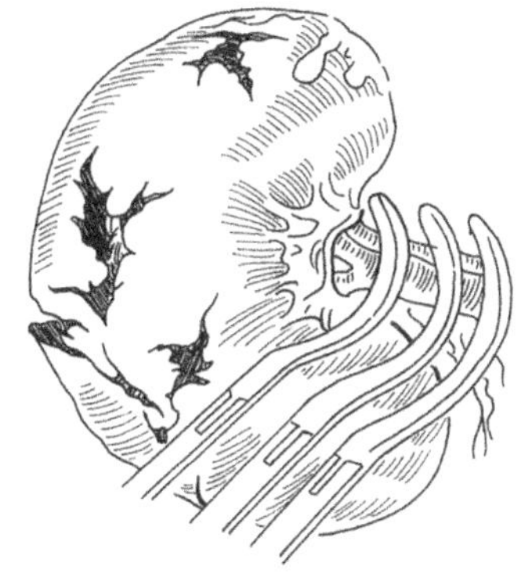

图 7-13 依次传递 3 把长开来钳夹肾血管

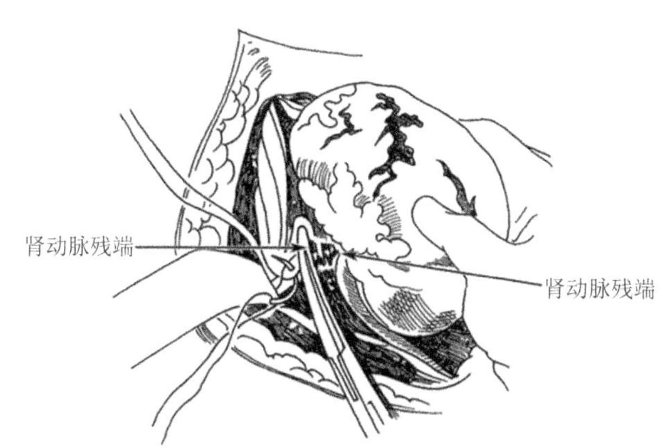

图 7-14 剪断后的肾动脉近段,用丝线缝扎

(5)分离肾脏和脂肪囊:传递长弯开来、长剪刀分离。

(6)处理输尿管上段,移除标本:传递长弯开来 3 把,分别钳夹输尿管,长解剖剪剪断,7 号慕丝线结扎,小圆针 1 号慕丝线再次缝扎。

(7)放置引流管:传递负压球,角针 4 号慕丝线固定。

(8)关闭切口:圆针慕丝线依次关闭各层肌肉层及皮下组织;角针慕丝线缝合皮肤。

3.术后处置

(1)术后皮肤评估:放置肾脏 90°左侧卧位的手术患者,术后巡回护士应及时与手术医师和麻醉师一同将患者由侧卧位安全翻转至仰卧位,重点检查受压侧的眼部、耳郭、手臂、肩部、腋窝、髂嵴、膝盖、脚踝和足部的皮肤情况,若患者是女性,还应重点检查患者的乳房有无被压迫或损伤。

(2)导管护理:巡回护士协助麻醉师妥善固定气管导管;妥善固定负压球和导尿管,避免负压球管道受压或折叠于患者身下,同时观察负压球中引流液的色、质、量和通畅情况。

(3)术后常规工作:根据医嘱运送患者入麻醉恢复室;放置肾脏标本。

(二)手术中特殊情况及处理

1.肾脏 90°左侧卧位,肾脏 90°侧卧位与胸外科 90°侧卧位的区别

待手术患者麻醉后,手术团队将患者身体呈一直线转成 90°左侧卧位,使右侧朝上。放置凝胶头圈于手术患者头下,避免眼睛、耳朵受压。将手术患者右侧上肢放于搁手架上层,左侧上肢放于下层。同时于紧靠腋下处放置胸枕,防止臂丛神经受损。然后分别用安全带固定两侧上肢,松紧适宜,露出手指。注意保护手术患者的乳房,避免受压。将肾区(肋缘下 3 cm 左右)对准腰桥,放置凝胶腰枕于脐下。于尾骶部和耻骨联合处分别放置大小髂托固定,并用小方枕保护。手术患者上方的右下肢伸直,下方的左下肢屈曲,并于两下肢接触处放置软垫,在膝部和踝部放置软垫垫高,固定下肢。改变手术床的位置,同时放低床头和床尾,达到"折床"效果,使肾区逐渐平坦,便于手术操作。

与胸外科 90°侧卧位相比,在放置肾脏 90°侧卧位时,下肢的摆放为"上直下屈",而放置胸外科 90°侧卧位时下肢应为"上屈下直"。此外放置肾脏 90°侧卧位时尤其强调肾区必须对准腰桥。最后,在放置肾脏 90°侧卧位后,巡回护士须改变手术床使其达到"折床"效果。

2.术中手术方式改为肾部分切除术

术前,巡回护士应完善术前访视,与手术医师取得沟通,提前准备可能因手术方式临时调整而需要的特殊器械、缝针、止血物品等手术用物。同时手术室护士应熟悉肾部分切除术的适应证和禁忌证,掌握专科知识,提高临床判断能力。

术中,洗手护士应密切关注手术进展,及时与主刀医师沟通,获知手术方式改变时,第一时间告知巡回护士,后者则迅速将特殊用物传递给手术台上使用。

"单纯肾切除手术"改变为"肾部分切除术"时,应提供下列特殊器械、缝针等物品:血管阻断夹或Santisky钳,用于临时阻断肾动静脉血流;钛夹钳和钛

夹，用于切除肿瘤时，夹闭小血管；2/0 或 3/0 可吸收缝线，用于缝合肾实质、肾包膜；止血纱布、生物胶等，用于覆盖肾脏创面进行止血。

3.关闭切口前，发现缺少纱布

巡回护士应第一时间告知手术医师及麻醉师清点数量错误，并得到肯定回复，在手术患者情况允许下，暂停手术。洗手护士和手术医师共同在手术区域进行搜寻，包括体腔切口、无菌区以及视力可及范围。巡回护士在手术区域外围进行搜寻，包括地面、纱布桶、一次性物品丢弃桶、生活垃圾桶等。

当遗失的物品找到时，巡回护士和洗手护士必须重新进行一次完整的清点，数量正确后告知手术团队，手术继续进行。

当遗失的物品未能找到时，巡回护士应汇报护士长请求支援，同时请放射科执行术中造影，并让专业放射学医师读片，确定患者体腔切口内无异物遗留，手术医师可关闭切口。

记录事件经过、所采取的所有护理措施以及最终搜寻结果，并根据相关流程制度上报事件。

二、前列腺癌根治手术的护理配合

前列腺位于耻骨后下方，直肠前，尿道生殖膈上方，由围绕尿道周围的腺体和其外层的前列腺腺体所组成。盆腔筋膜包裹前列腺形成前列腺筋膜，而前列腺实质表面有结缔组织和平滑肌构成前列腺固有囊。在前列腺筋膜鞘和囊之间还有前列腺静脉丛。

近年来，随着我国社会老龄化现象日趋严重以及食物、环境等改变，前列腺癌发病率迅速增加。前列腺癌多数无临床症状，常在直肠指检、超声检查或前列腺增生手术标本中偶然发现。前列腺增生手术时偶然发现的Ⅰ期癌可以不做处理严密随诊。局限在前列腺内的第Ⅱ期癌可以行根治性前列腺切除术。第Ⅲ、Ⅳ期癌以内分泌治疗为主，可行睾丸切除术，必要时配合抗雄激素制剂。

（一）手术步骤及护理配合

1.手术前准备

准备前列腺切除器械和常用敷料包。准备高频电刀、负压吸引装置和等离子 PK 刀。实施全身麻醉后，巡回护士为手术患者放置仰卧位，可根据手术要求于骶尾部垫一小方枕，腘窝处垫一方枕。手术医师进行切口周围皮肤消毒，范围为上至剑突，下至大腿上 1/3，两侧至腋中线。

2.主要手术步骤

(1)留置导尿管:传递无菌手套,留置双腔导尿管,并用小纱布固定。

(2)经下腹部正中切口进腹:传递22号大圆刀切开皮肤;电刀切开皮下组织,分离腹直肌,打开筋膜,传递解剖剪和湿纱布配合(图7-15)。

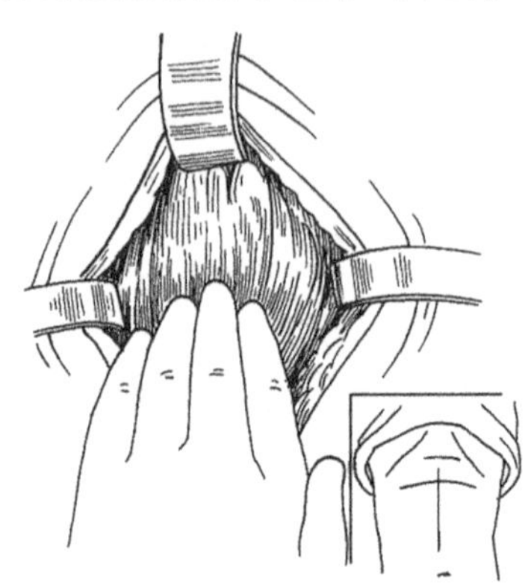

图7-15 经下腹部正中切口进腹

(3)清扫髂外血管处的淋巴结:台式拉钩暴露,传递无损伤镊和解剖剪进行清扫,遇血管传递钛夹闭合。清扫取下的淋巴结送病理检验。

(4)暴露手术野、分离筋膜:传递湿纱布垫于切口两侧,传递前列腺拉钩和大S拉钩暴露;传递无损伤镊、解剖剪分离筋膜。

(5)切断耻骨前列腺韧带,暴露耻骨后间隙:传递长弯开来、长解剖剪或等离子PK刀切断韧带;传递拉钩或自制纱布包裹卵圆钳进行暴露。

(6)暴露、切断阴茎背深静脉:长弯开来、无损伤镊和解剖剪切断血管,可吸收缝线缝扎。

(7)切开尿道前壁,缝线悬吊:传递可吸收缝线于尿道远端悬吊5针。

(8)切断尿道,处理膀胱颈部及前列腺韧带和精囊,接取标本:传递PK刀进行离断。

(9)留置三腔导尿管,膀胱尿道吻合:传递持针器,配合将之前悬吊备用的无损伤缝针吻合尿道与膀胱颈相应的位置。

(10)冲洗膀胱:传递装有生理盐水的弯盘和针筒,冲洗膀胱内血块;与巡回护士一同连接膀胱冲洗液冲洗。

(11)放置负压引流管、关闭切口:传递负压球,角针慕丝线固定;传递圆针慕丝线依次缝合各层肌肉;角针慕丝线缝合皮肤。

3.术后处置

(1)导管护理:巡回护士协助麻醉师妥善固定气管导管;妥善固定负压球观察负压球中引流液的色、质、量和通畅情况;妥善固定三腔导尿管,轻轻向外牵拉,并牵引固定于大腿内侧,压迫膀胱颈部,同时观察集尿袋中尿液颜色是否变化。

(2)术后皮肤评估:进行前列腺癌根治术的患者往往为老年患者,术后须仔细检查患者的皮肤情况,尤其是骶尾部、足跟、肩胛骨、手臂、肘部和枕部皮肤。

(3)术后常规工作:根据医嘱运送患者入麻醉恢复室,并进行特殊交接;放置髂外血管处清扫的淋巴结以及前列腺标本。

(二)围术期特殊情况及处理

1.老年患者的围术期处理

(1)完善术前对老年手术患者的护理评估:术前护理评估包含三方面,分别是全身系统的基本指标(包括皮肤状况、心理状态、营养状态、日常活动能力等)、慢性疾病史(包括关节炎、白内障、老年性耳聋、尿路感染、循环系统疾病、骨质疏松、高血压、糖尿病等)和药物服用史(包括抗抑郁症药、阿司匹林、非甾体抗炎药、溴化物等)。

(2)防止老年手术患者坠床:年龄、慢性疾病、服用特殊药物、手术要求(摘除眼镜和助听器)、环境的陌生,均是引起老年手术患者围术期坠床的高危因素。因此手术室护士必须全程看护,包括麻醉准备室、手术通道、麻醉恢复室等。并且提供护栏、约束带等防坠床工具。

(3)预防围术期低体温的发生:由于减缓的新陈代谢和较低的基础体温,老年手术患者更易在围术期过程中发生低体温,因此一系列的预防低体温措施必须给予提供,包括术前预热、升高室温、被动性保温(盖被、添加袜子)、主动性升温(使用变温毯、热空气动力装置的使用)、加热补液等。

(4)预防压疮发生:老年手术患者的皮肤具有轻薄、干燥、容易起皱等特征,此外年龄、慢性疾病等都是引起老年手术患者发生围术期压疮的高位因素。因此手术室护士应对每一位老年患者进行压疮危险因素评估与皮肤检查。特殊体位使用的配件(软垫、凝胶垫)、适当按摩、维持皮肤干燥等。

(5)防止因手术体位造成损伤:由于老年手术患者多伴有骨质疏松症,在放置侧卧位或截石位的过程中,容易损伤腰椎或股骨头,引起骨折。因此手术室护士在放置侧卧位或俯卧位时,手术团队应协作使患者在体位更换过程中,始终保持整体躯干成一直线;在放置截石位时,应缓慢举起或放下双腿,同时避免髋关节过分的旋转。此外由于老年手术患者皮肤较为脆弱，手术室护士在放置体位过程中，应避免皮肤有压迫、触碰或损伤。

(6)防止深静脉血栓发生：由于减缓的循环血流、降低的心排血量、脱水以及低体温等，使老年患者成为围术期发生深静脉血栓的高危人群。手术室护士应在术前进行深静脉血栓风险评估，确定高危人群；术中预防性使用防深静脉血栓袜(TEDs)或使用连续压力装置(SCDs)主动防止血栓的形成。

(7)术后麻醉恢复室的关注点：老年手术患者术后生理与心理都随着年龄的增长而改变，因此麻醉护士应加强监测和护理，确保患者在恢复室中的安全与舒适，包括呼吸道的管理、循环系统改变的监测、出入量管理、正确评估意识和有效唤醒、疼痛管理与心理调适以及皮肤的再次评估。

2.等离子 PK 刀的使用和保养

(1)等离子 PK 刀的连接及操作步骤：正确放置机器及踏脚→连接电源→打开总开关，机器自检→出现“Power on test 19”→打开面板开关显示“Selt Test”→显示“Connect PK cable”→连接线插入插孔→连接 PK 刀刀头→机器自动调节功率(开放性手术为 70～80)→正确使用判断效果→拆卸 PK 刀刀头，拔除连接线→关闭面板开关，关闭总开关。

(2)等离子 PK 刀术中及术后的保养：手术过程中，洗手护士应正确将等离子 PK 刀头的连接线传递给巡回护士连接；术中应随时保持 PK 刀头干净、无焦痂，可使用无菌生理盐水纱布在每次使用后对刀头进行擦拭。手术结束后，洗手护士应完全拆卸 PK 刀的通道阀及可张开钳夹部，将其浸没于含酶清洗剂中 10～15 分钟，再用柔软的刷子在流动水下擦洗表面血迹，用高压水枪冲洗各关节和内面部位，用柔软的布料擦干，压缩空气吹干。在运输、包装、灭菌期间防止 PK 刀的连接线扭曲或打折，应顺其弧度盘绕。等离子 PK 刀应由专人负责保管与登记，每次使用等离子 PK 刀结束，均应登记使用情况。如术中发生使用故障应及时联系工程师进行检验和修复。

3.携带心脏起搏器的患者电外科设备的使用

携带心脏起搏器入手术室的患者，可能由于术中电外科设备的使用干扰，引起心律失常、室颤甚至心脏停搏。

(1)术前咨询心脏起搏器生产商及心内科医师相关注意事项，并请专业人员将心脏起搏器调节为非同步模式。

(2)术前，巡回护士必须准备体外除颤仪于手术室，呈随时备用状态。

(3)术中提醒手术医师尽可能使用双极电凝；如果必须使用单极电刀，则尽可能使用最小功率，同时保证单极电刀与电极板放置的位置尽量接近，且两者在手术中使用位置尽量远离心脏起搏器，使电流回路不经过起搏器和心脏。术中严禁在接触患者之前触发单极电刀开关。术中手术团队应使电外科设备的连接线尽量远离心脏起搏器和起搏电极导线。

(4)术中巡回护士采取保暖措施，防止因环境温度低而出现寒战，使起搏器对肌电感知发生错误，导致心律失常。

(5)对于携带心脏起搏器的手术患者，巡回护士应该在单极电刀使用过程中密切监测心电图情况，包括心率、心律、心电波形等，发现异常情况立即和手术医师、麻醉师沟通。

第五节 妇产科手术的护理

妇产科是临床医学四大主要学科之一，主要研究女性生殖器官疾病的病因、病理、诊断及防治，以及妊娠、分娩的生理和病理变化，妇科手术主要包括治疗女性生殖系统的疾病即妇科疾病，如外阴疾病、阴道疾病、子宫疾病、输卵管疾病、卵巢疾病等；产科包括高危妊娠及难产的预防和诊治，女性生殖内分泌，计划生育及妇女保健等。下面以几个经典的手术为例，介绍妇产科手术的护理配合。

一、剖宫产手术的护理配合

剖宫产是指妊娠28周后切开腹壁及子宫，取出胎儿及胎盘的手术。剖宫产术式有子宫下段剖宫产(横切口)、子宫体部剖宫产(纵切口)。由于某种原因，绝对不可能从阴道分娩时，如头盆不称、宫缩乏力、胎位异常、瘢痕子宫、胎儿窘迫等，应及时施行剖宫产手术以挽救母婴生命。如果施行选择性剖宫产，于宫缩尚未开始前就已施行手术，可以免去母亲遭受阵痛之苦。剖宫产是一种手术，有相应的危险性，如出血、膀胱损伤、损伤胎儿、宫腔感染、腹壁切开感染等，故施术前必须慎重考虑。

(一)手术步骤及护理配合

1.手术前准备

(1)手术患者接入手术室后，护士应在第一时间给予心理护理支持，缓解其紧张情绪以及可能因宫缩导致的疼痛。

(2)协助手术患者转移至手术床,并固定扎脚带予以解释,防止坠床意外的发生。

(3)核对缩宫素等子宫兴奋类药物以及剖宫产特殊用物,如产包、婴儿吸痰管等是否携带齐全。

(4)手术患者取侧卧位行腰麻即蛛网膜下腔麻醉或持续硬膜外腔阻滞麻醉,手术室护士站于患者身前,防止其坠床的同时,指导其正确放置麻醉体位。麻醉完毕起效后,患者改体位为仰卧位,巡回护士置导尿管并固定。

(5)手术切口周围皮肤消毒范围为上至剑突、下至大腿上 1/3,两侧至腋中线。按照腹部正中切口手术铺巾法建立无菌区域。

2.主要手术步骤

(1)经下腹横切口开腹:传递 22 号大圆刀切开皮肤及皮下组织,传递中弯血管钳、组织剪剪开筋膜,钝性分离腹直肌,遇有血管应避开或用慕丝线做结扎。

(2)暴露子宫下段:传递解剖剪剪开腹膜,同时传递长平镊,配合剪开一小口,然后术者将左手中指或示指伸入切口,在左手的引导下剪开腹膜至适当长度;传递双头腹腔拉钩牵开,暴露子宫。

(3)切开子宫:传递新的一把 22 号大圆刀,于子宫下段切开一小口,递中弯血管钳刺破胎膜,吸引器吸净羊水,钝性撕开或传递子宫剪剪开切口 10~12 cm。

(4)娩出胎儿:移除切口周围的金属器械及电刀,防止意外损伤娩出的胎儿。手术医师一人手压宫底,一人手伸入宫腔将胎儿娩出。如胎儿过大无法娩出时,传递产钳协助娩出胎儿(图 7-16)。

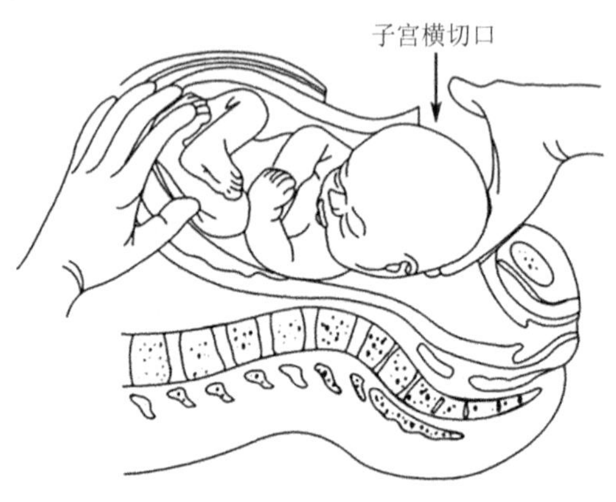

图 7-16 胎儿娩出

(5)胎儿脐带处理:传递中弯血管钳两把依次钳夹脐带,传递组织剪剪断,同时传递组织钳夹闭子宫壁静脉窦。

(6)胎盘娩出:传递抽配有 20 U 缩宫素的 10 mL 注射针筒,注射于子宫壁肌层;娩出胎盘,传递弯盘接取;传递纱垫清理宫腔。将置有胎盘的弯盘放于无菌桌上,防止污染,以备手术医师检查胎盘的完整性。

(7)缝合子宫:子宫进行两层缝合,传递可吸收缝线,第一次全层连续缝合,第二次缝合浆膜肌层包埋缝合。

(8)缝合切口:首先缝合腹膜,间断缝合筋膜及肌肉,间断缝合皮下组织,最后用皮内缝线缝皮肤,缝皮肤时要将创缘内翻,否则会影响创口愈合,使疗程延长。

3.术后处置

术后注意保护患者的隐私,更换潮湿的床单位,同时做好保暖工作。待手术患者情况稳定后,送入病房,对未使用的子宫兴奋类药物进行交接。

(二)围术期中特殊情况及处理

1.防止子宫切口污染

胎儿如术前发生宫内窘迫,则会由于缺氧引起迷走神经兴奋,肠蠕动亢进,肛门括约肌松弛,导致娩出时会有胎粪排出。因此在切开子宫、吸净羊水、暴露胎儿后,洗手护士应准备一块无菌大布垫给手术医师备用,在胎儿娩出前将布垫覆盖胎儿臀部,防止胎粪排出污染。如术中怀疑有手术器械、纱布或无菌巾沾染到胎粪应立即更换,并更换手套,防止发生切口污染。

2.手术区域无菌和干燥的保持方法

巡回护士在术前物品准备时要检查负压吸引器的负压状况,保证吸引器正常工作。手术医师准备切开子宫时,巡回护士再次查看吸引器的连接是否良好,洗手护士查看负压吸引是否正常,如吸引器出现故障,应立即告知医师,暂缓切开子宫,并马上处理故障。切开子宫后,应尽量先将羊水吸净后再娩出胎儿,胎儿娩出时,洗手护士配合将残留的羊水吸净,如手术区域上无菌巾潮湿应加铺无菌巾,保证手术区域无菌和干燥。

3.剖宫产术中大出血

在剖宫产术中,产妇出现头晕、乏力、畏寒等症状时,极有可能是因为术中子宫大量出血所致。巡回护士应及时发现产妇体征,准确配合手术医师处理出血症状,具体步骤如下。

(1)观察手术患者情况:做好心理护理,注意保暖,室温应保持在 26～28 ℃,巡回护士做好各类手术用物如药品、器械、血制品的协调与供给。

(2)按摩子宫、进行热敷:准备热盐水纱布(水温 60～70 ℃),覆盖在宫体上,手术医师均匀、有节律地按摩子宫，随时更换热盐水纱布，保持有效热敷。

(3)保持胎盘无菌：洗手护士将胎盘放于无菌手术台的弯盘内，以备医师检查胎盘的完整性。

(4)遵医嘱正确用药：巡回护士备好子宫兴奋药物如缩宫素、卡孕栓等，缩宫素为子宫壁肌层注射或静脉滴注，卡孕栓为舌下含服，巡回护士应指导手术患者正确服用卡孕栓。术中执行口头医嘱时，巡回护士应复述1遍，包括药名、浓度、剂量和用法，确认后执行，执行完后应告知手术医师，以便查看疗效。

(5)及时提供所需手术物品：手术医师迅速缝合子宫切口，恢复子宫的完整性，有利于子宫收缩止血，护士必须积极主动地提供所需物品，保证吸引器的正常使用，吸引瓶满及时更换。

(6)积极配合抢救：对于难以控制并危及产妇生命的术中大出血，在积极输血，补充血容量同时施行子宫切除术或子宫次全切除术，巡回护士需及时准备各类抢救器械及物品。

(7)评估出血量：巡回护士必须准确评估出血量，及时告知医师。

(8)做好护理记录：认真清点物品，术中添加纱布、器械等须及时清点记录；术中输血应按流程核对并签名，同时记录在手术护理记录单上；术中遇口头医嘱，巡回护士应于术后第一时间要求手术医师补全医嘱。

4.评估手术患者出血量

通常，手术过程中出血量包括负压吸引瓶内的血量及纱布所含血量，吸引瓶内的血量＝吸引瓶内总量－冲洗液量－其他液体量。剖宫产胎儿娩出时，大量的羊水被吸引器吸至吸引瓶内，而术中子宫出血多在胎儿娩出后，因此巡回护士应在胎儿娩出后开始计算负压吸引瓶内液体量。术中计算出血量时，应尽量使用干纱布，纱布所含血量＝使用后纱布的重量－干纱布的重量，重量单位为g，1 mL血液约以1 g计算。

二、全子宫切除术的护理配合

子宫是女性生殖器中的一个重要器官，其产生月经和孕育胎儿。子宫位于骨盆腔中央，在膀胱与直肠之间，宫腔呈倒置三角形，深约6 cm，上方两角为“子宫角”，通向输卵管和卵巢。全子宫切除术多用于子宫肌瘤、子宫恶性肿瘤及某些子宫出血和附件病变等。

(一)手术步骤及护理配合

1.手术前准备

患者行全身麻醉，取膀胱截石位。切口周围皮肤消毒范围为上至剑突、下至大腿上1/3，两侧至腋中线。手术铺巾，建立无菌区。

2.主要手术步骤

(1)切口:传递22号大圆刀,取下腹正中切口,从脐下至耻骨联合上缘。

(2)暴露子宫:传递两把中弯血管钳夹持宫角,上提子宫。

(3)切断子宫韧带及子宫动静脉:传递中弯血管钳两把钳夹,组织剪剪断,常规传递7号慕丝线缝扎或结扎子宫阔韧带及圆韧带。

(4)游离子宫体:传递解剖剪,剪开子宫膀胱腹膜反折,传递中弯血管钳两把钳夹,主韧带组织剪剪断,7号慕丝线缝扎。

(5)环切阴道,移除子宫:传递条形纱布围绕子宫颈切口下方,传递22号大圆刀片切开阴道前壁,传递组织剪将阴道穹隆剪开,切除子宫。

(6)消毒阴道残端并缝合:递碘伏棉球消毒阴道残端,传递组织钳钳夹阴道边缘,传递可吸收缝线连续缝合阴道残端。

(7)关腹:递生理盐水冲洗盆腔,止血,关腹。

3.术后处置

手术结束巡回护士检查手术患者皮肤,待患者情况稳定后,送入病房,进行交接;处理术后器械及物品。

(二)围术期特殊情况及处理

1.放置截石位

护士在术前协助医师,麻醉师摆放患者体位时,不仅需注意摆放的体位要利于手术区域的充分暴露,同时,也应注意保护患者的隐私及舒适度。具体操作步骤如下。

(1)术前手术患者准备:手术患者平卧于手术床,巡回护士协助脱去长裤,穿上腿套。向手术患者说明由于手术需要需放置截石位,为了保护皮肤及神经、关节,要脱去长裤,穿上腿套。同时护士应注意保护患者的隐私,及时为其盖好被子。

(2)放置搁脚架:在近髋关节平面放置搁脚架,支架高低角度调节,关节和腿托倾斜角度调节,关节要确保固定。

(3)放置体位:待手术患者麻醉后将其双手交叉放于胸前,注意不要压迫或牵拉输液皮条,麻醉医师保护好患者的头、颈部,固定好气管导管,防止移动时气管插管与氧气管脱离,手术医师站在手术患者臀部位置,护士站床尾,一起将手术患者抬起并下移,使骶尾部平于背板下缘;将患者两腿曲髋、膝放在搁脚架上;要求腿托应托在小腿处,大腿与小腿纵轴应成90°～100°,两腿外展,放置成60°～90°。

(4)固定:约束带固定两侧膝关节,保持约束带平整,松紧适宜。

(5)铺巾:手术切口在腹部,切口铺巾的方法同腹部手术铺巾,洗手护士依次递3块无菌巾,折边朝向手术医师,分别铺盖切口的下方、对方、上方;第四块无菌巾折边朝向自己,铺盖切口同侧,4把巾钳固定;患者会阴部不进行手术,铺巾时遮盖会阴;然后递中单垫臀下,双脚套无菌脚套,从脚遮盖到腹股沟;再铺整块大孔巾遮盖全身;巡回护士协助套托盘套,将托盘置于患者右膝上方。

2.防止术中感染

子宫残端与外界相通,视为污染区域。因此,洗手护士应配合手术医师做好管理工作,防止污染播散:①在切开阴道前壁前,先递条形纱布给手术医师,将其围绕子宫颈切口下方,以防止阴道分泌物污染创面。②备碘伏(含0.02%~0.05%聚维酮碘)棉球,待子宫移除后,递给医师消毒宫颈残端。③接触宫颈残端的器械均视为污染器械,包括切开阴道前壁的22号大圆刀、剪开阴道穹隆组织剪、钳夹阴道边缘的组织钳及缝合残端的持针器,都必须与无菌器械分开放置、不再使用,但必须妥善放置以备清点。④宫颈残端缝合后,温生理盐水冲洗盆腔,手术医师、洗手护士更换手套,再行关腹。

参考文献

[1] 夏述燕.护理学理论与手术护理应用[M].汕头:汕头大学出版社,2023.

[2] 呼海燕,赵娜,高雪,等.临床专科护理技术规范与护理管理[M].青岛:中国海洋大学出版社,2023.

[3] 徐凤杰,郝园园,陈萃,等.护理实践与护理技能[M].上海:上海交通大学出版社,2023.

[4] 李阿平.临床护理实践与护理管理[M].上海:上海交通大学出版社,2023.

[5] 李婷.外科疾病护理实践与手术护理[M].上海:上海交通大学出版社,2023.

[6] 韩美丽.临床常见病护理与危重症护理[M].上海:上海交通大学出版社,2023.

[7] 安百芬,孔环,刘梅,等.护理基础技能操作与临床护理[M].上海:上海交通大学出版社,2023.

[8] 刘丹,徐艳,计红苹.护理理论与护理实践[M].北京:中国纺织出版社,2023.

[9] 李瑾,赵梦.老年护理[M].北京:中华医学电子音像出版社,2023.

[10] 包玉娥.实用临床护理操作与护理管理[M].上海:上海交通大学出版社,2023.

[11] 马姝,王迎,曹洪云,等.临床各科室护理与护理管理[M].上海:上海交通大学出版社,2023.

[12] 崔丽娟,张小明.外科护理[M].北京:中华医学电子音像出版社,2023.

[13] 宋桂珍,吴小霞,刘莎,等.现代护理理论与专科护理[M].上海:上海交通大学出版社,2023.

[14] 刁咏梅.现代基础护理与疾病护理[M].青岛:中国海洋大学出版社,2023.

[15] 梁艳,甄慧,刘晓静,等.临床护理常规与护理实践[M].上海:上海交通大学出版社,2023.

[16] 张敏.现代护理理论与各科护理要点[M].武汉:湖北科学技术出版社,2023.
[17] 杨正旭,贤婷,陈凌,等.基础护理技术与循证护理实践[M].上海:上海科学技术文献出版社,2023.
[18] 高凤云.外科护理技术[M].北京:北京大学医学出版社,2023.
[19] 王芳.临床护理技能[M].北京:人民卫生出版社,2023.
[20] 傅辉.现代护理临床进展[M].上海:上海交通大学出版社,2023.
[21] 王卫涛,赵洪艳,许春梅,等.常见疾病护理进展[M].上海:上海交通大学出版社,2023.
[22] 梁晓庆.护理临床理论与实践[M].上海:上海科学技术文献出版社,2023.
[23] 盛蕾.临床护理操作与规范[M].上海:上海交通大学出版社,2023.
[24] 袁菲,杨翠翠,张金荣,等.临床护理思维与实践[M].上海:上海科学普及出版社,2023.
[25] 郝娜,李旭静,李超,等.护理综合临床实践[M].郑州:河南大学出版社,2023.
[26] 赵振花.各科常见疾病护理[M].武汉:湖北科学技术出版社,2023.
[27] 洪小芬.实用护理实践与应用[M].汕头:汕头大学出版社,2023.
[28] 于红静,郭慧玲.专科疾病护理精要[M].广州:暨南大学出版社,2023.
[29] 仲丽霞,高杰,宋晶,等.老年疾病诊疗与护理[M].成都:四川科学技术出版社,2023.
[30] 孙珊珊,周金秋,解恒群,等.临床护理学与护理管理[M].上海:上海交通大学出版社,2023.
[31] 张佳璐.优质护理服务在妇科护理中的应用体会[J].中文科技期刊数据库(引文版)医药卫生,2023(7):142-144.
[32] 赵璐,李帅.关于骨科护理对降低患者疼痛的效果评价[J].中文科技期刊数据库(全文版)医药卫生,2023(3):111-114.
[33] 何婷婷.细节管理在妇科护理安全隐患防范中的应用效果[J].中文科技期刊数据库(引文版)医药卫生,2023(11):152-155.
[34] 玄翠艳.家庭式沟通在妇科护理中的应用[J].中国科技期刊数据库 医药,2023(9):148-151.
[35] 马荣,马旭.妇科护理对改善不孕不育患者抑郁情绪的影响分析[J].中文科技期刊数据库(全文版)医药卫生,2023(6):141-144.